U0219370

打开微信扫一扫

这是一个互动式育儿平台，
向专家咨询育儿问题，
获取专家视频课、音频课，
与宝爸宝妈交流育儿心得，
拿起手机，纸书也可以动起来！

宝宝生长发育与智力开发

儿科医生鱼小南 编著

青岛出版社
QINGDAO PUBLISHING HOUSE

图书在版编目（CIP）数据

宝宝生长发育与智力开发 / 儿科医生鱼小南编著. —— 青岛：青岛出版社，2019.12
ISBN 978-7-5552-8592-2

Ⅰ. ①宝… Ⅱ. ①儿… Ⅲ. ①婴幼儿—生长发育—基本知识②婴幼儿—智力开发—基本知识 Ⅳ. ①R174②G610

中国版本图书馆CIP数据核字(2019)第212394号

《宝宝生长发育与智力开发》

儿科医生鱼小南编委成员

文字作者：余 楠 张文华
漫画作者：黄 昕 高 薇

书　　名	宝宝生长发育与智力开发
作　　者	儿科医生鱼小南
出版发行	青岛出版社
社　　址	青岛市海尔路182号（266061）
本社网址	http://www.qdpub.com
邮购电话	13335059110　0532-68068026
责任编辑	袁　贞
封面设计	丁文娟
照　　排	青岛乐喜力科技发展有限公司
印　　刷	青岛乐喜力科技发展有限公司
出版日期	2019年12月第1版　2019年12月第1版第1次印刷
开　　本	32开（890mm×1240mm）
印　　张	5
字　　数	100千
图　　数	285幅
印　　数	1-10000
书　　号	ISBN 978-7-5552-8592-2
定　　价	29.80元

编校印装质量、盗版监督服务电话　4006532017　0532-68068638
建议陈列类别　育儿科普类

目 录

第1章

宝宝的生长发育概况

宝宝生长发育的规律

爸爸妈妈都希望宝宝健康成长，其实就是希望宝宝各方面的生长发育都能顺顺利利，尽量少一些干扰因素。那怎样才是正常的生长发育路线呢？这一节小南就先把宝宝生长发育的大框架说一说。

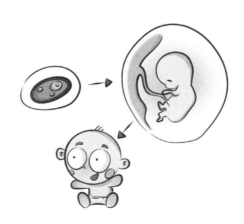

首先，爸爸妈妈们关心的生长发育，到底是个啥？一个个来啊，生长是指身体各器官、系统的长大和形态变化，是量的改变；发育是指细胞、组织和器官的分化完善与功能上的成熟，是质的改变。量是质的基础，质又反映出量的变化，连在一起呢？就是从受精卵到成人的成熟过程。

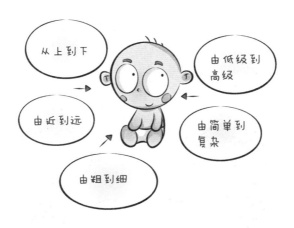

那有没有什么规律呢？有啊，生长发育遵循上图中的规律。

随便举个例子，也是爸妈最熟悉的，像运动发育的规律，就是先抬头、后抬胸，再会坐、立、行（从上到下）；从臂到手，从腿到脚的活动（由近到远）；从全掌抓握到手指拾取（由粗到细）；先画直线后画圈、图形（由简单到复杂）；先会看、听、感觉事物、认识事物，发展到有记忆、思维、分析、判断（由低级到高级）。

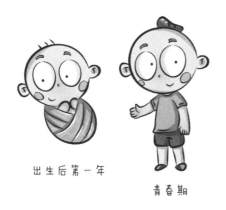

出生后第一年

青春期

一般来说，生长发育是分阶段的，像身高、体重的增长就有两个高峰期。这是外在的，内在的器官也有自己的江湖，像神经系统发育最早，淋巴系统呢会在青春期达到巅峰，生殖系统慢慢来，要到青春期才起步……

不过爸爸妈妈要知道一点，每个宝宝的生长发育在整体上是不偏离大规律，但会存在一定的个体差异，会围绕着大规律上下波动，不要强求和"别人家的孩子"一模一样。

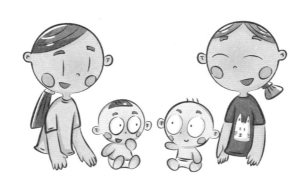

上面说的这些都是生长发育的总体情况，下面小南就分阶段说说，便于爸爸妈妈抓重点，不同年龄关注的重点不一样呢。

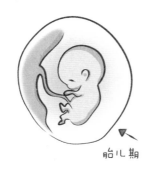

胎儿期

胎儿期，宝宝还在妈妈肚子里，这个时期宝宝要从一个受精卵发育成各系统功能都比较完备的小人儿，变化真的是很大也很快。宝宝的外形和器官一点点成形，体重和身高也是增长迅猛。所以，这个时期来不得半点马虎，发育中有一点小闪失，影响的就是宝贝的一生。这也是孕妈妈要定期去体检的原因，这个是不能偷懒的哈！

宝宝出生后的第一个月是新生儿期，这个时期是宝宝出生后第一年中生长速度最快的一个阶段，它其实是延续了胎儿期的生长速度。这个阶段我们除了关注宝宝身高、体重的增长，还要格外关注头围的增长，而且记住，头围的增长速度过慢、过快都是不正常的。

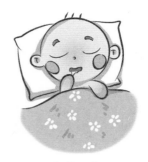

新生儿期

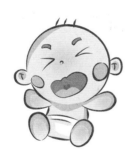

宝宝出生的第一年是婴儿期，也包括了新生儿期。这个阶段是宝宝人生中的第一个生长高峰期，抱在怀里的小不点转眼就要下地学走路了。从只能喝奶到添加辅食，宝宝的消化能力突飞猛进，从抬头到坐、爬、站、走，宝宝的运动能力也是日新月异。这一年爸爸妈妈要格外关注宝宝咀嚼、吞咽的学习，大运动的发展及身高、体重的变化。

宝宝 1~3 岁的这个阶段是幼儿期，是宝宝个性形成和语言发展的关键期，俗话说"三岁看大，七岁看老"嘛，这些话可不是随便说的，是人们长期总结出来的规律呢。这个阶段呢，爸爸妈妈要多跟宝宝对话，促进宝宝的语言发展；通过游戏、玩具锻炼宝贝小肌肉的动作协调；还要适当放权，帮助宝宝建立自我意识。

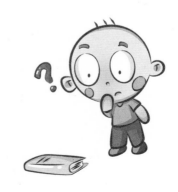

宝宝 3~6 岁的阶段是学龄前期，这个阶段宝宝的生长发育速度比较平稳，每年体重约增长 2 千克，身高增长 5~7 厘米。这一阶段宝宝的个性基本形成，但还有一定的可塑性，嗯，还有哪些想纠正的，爸爸妈妈可要抓住这个机会哈。另外，爸爸妈妈要关注一下宝贝的想象与思维能力，以及与人交往的能力。健康方面呢，就是要注意均衡营养，重点做好视力保健和口腔保健。

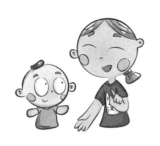

学龄前期

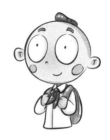

学龄期

宝贝 6 岁之后就是小学生了，那时候啊，爸爸妈妈关注的大概是宝贝们的学习了，但是抓学习的同时别忘了孩子还在长身体的阶段，坐姿、站姿要监督好了，营养也得跟上，别缺了钙。青春期体格发育会出现第二个生长高峰，生殖系统也开始发育，还得及时关注孩子的心理健康。当然，那都是后话了，养娃不易，一步步来吧……

鱼小南
特别提示

宝宝们的生长发育呢，基本上是按照上面的规律来的，但是也会受到环境的影响，所以宝宝们的生长发育轨迹是不会完全相同的。爸爸妈妈先把这个总规律记下，若是宝宝的生长发育偏离了总规律，还是要找医生来判断一下。

影响宝宝生长发育的因素

上一节小南说了，宝宝们的生长发育存在个体差异，那么，到底是哪些因素导致的差异呢？这一节，小南就来说一说影响宝宝生长发育的因素，知道了这些，你就知道该怎么办了。

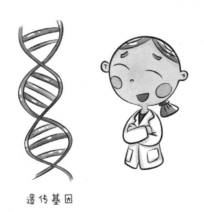

遗传基因

要说这影响最大的，肯定是遗传因素没错了，基因的力量太强大，从外形到性格，真的是谁家孩子像谁啊。如果咱们爸爸妈妈的身高一般，就别强求孩子一定长个大高个，天天补东补西也不科学。所以，基因决定的这块儿咱们就放过自己，想开点。

下面说说咱们能改变的一些影响因素。先说睡眠吧，它可是影响宝宝长个子的后天因素中最重要的。咱们都知道宝宝要长个子是需要生长激素来帮忙的，而这个生长激素的分泌是受睡眠状态影响的，宝宝处在深睡眠状态时生长激素的分泌量是最多的。

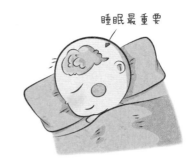

睡眠最重要

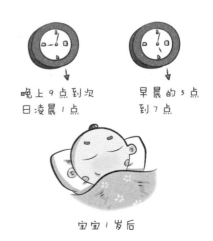

宝宝1岁前，垂体24小时分泌生长激素

生长激素是由垂体分泌的，宝宝1岁前，生长激素的分泌几乎24小时不打烊，加上宝宝的睡眠时间长，睡眠习惯没定性，所以几点睡几点起不重要，只要保证足够的睡眠时间就行。这个时期，宝宝的生长发育速度也是相当给力。

宝宝1岁后，生长激素的分泌就发生了变化，白天的分泌量越来越少，逐渐集中到晚上，尤其是晚上9点至次日凌晨1点、早上5点至7点这两个时间段，是生长激素分泌的高峰时段。要想宝宝长高个，就得保证宝宝作息规律，不能睡太晚，也别起太早。

晚上9点到次日凌晨1点

早晨的5点到7点

宝宝1岁后

还有一个很重要的影响因素就是营养啦，这个估计也是爸爸妈妈最肯下功夫的，绞尽脑汁想给宝宝吃点好的。但是这个营养呢，不是一味地补，重点在均衡，就是糖类化合物、蛋白质、脂肪、维生素、微量元素等都得摄入合适的量，多了谁少了谁都不行。具体实施起来也没那么难，就是主食、蔬菜、水果、蛋、奶、肉类等合理搭配就行。

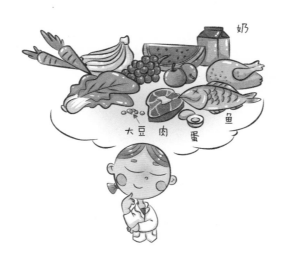

　　骨骼、肌肉、脏器等的发育都离不开蛋白质，宝宝生长发育越快，需要的蛋白质就越多。肉类、蛋类、鱼类、奶类中的动物蛋白质及大豆中的植物蛋白质都是优质蛋白质，宜给宝宝多吃。

　　维生素呢，虽然不像蛋白质这样参与构成人体细胞，也不能提供能量，但也在宝宝的生长发育过程中起着很重要的作用。新鲜蔬菜、水果、动物肝肾、鸡蛋等都是富含维生素的食物，也要给宝宝多吃。

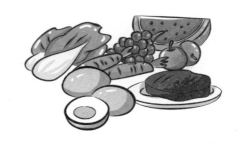

钙、磷、镁是构成骨骼、牙齿的主要原料，铁、锌等是人体必需的微量元素，这些营养素也是宝宝的生长发育所必需的，它们都藏在我们日常食用的食物中。说到这里，爸爸妈妈就会发现，宝宝饮食的重点就在于不偏食、不挑食，均衡饮食就是最好的营养方案。这里还要提醒一句，不要让宝宝营养过剩，肥胖是会影响宝宝的生长发育哒。

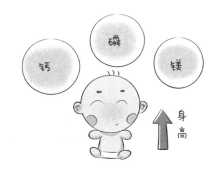

营养补足之后，还要加上适量的运动锻炼。有爸爸妈妈问："这么小的宝宝能做什么运动啊？"实际上，宝宝从出生后就开始锻炼了，你以为宝宝的大运动能力和精细运动能力都是瞬间获得的吗？没有一次次的尝试和锻炼，宝宝哪能顺利抬头、翻身、坐、立、行呢？所以对于1岁前的宝，爸爸妈妈要着重锻炼他们的大运动能力和手指的精细运动，这样宝宝的运动发育才不会落后。

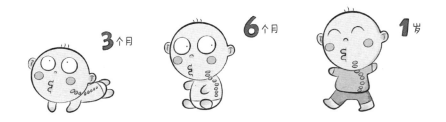

大一点的宝宝就可以多进行一些户外运动了，既能适当晒晒太阳，又对宝宝的协调性、平衡能力及骨骼等方面的发育有好处。晒太阳的原因你大概是知道的啦，阳光中的紫外线能够促进维生素 D 的合成，而维生素 D 又能促进钙的吸收，最终就是晒太阳可以促进骨骼的发育，帮助宝宝长个子。

适合宝宝的运动应该是比较轻松的，能让宝宝的肢体自由伸展的，像游泳、跳绳、踢皮球啊这些；像举重这种负重的运动不适合宝宝。还有就是，不要让宝宝过早开始练习竞技性运动，所有的项目都应该是像做游戏一样的，大强度的训练不利于宝宝的生长发育。

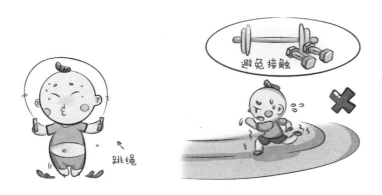

除了上面几个大的方面，家庭氛围也很重要哦！宝宝心情好，自然胃口好、睡眠好，相应的免疫力也好，激素的分泌也正常。反之，如果宝宝在压抑、暴力的环境中长大，不管是身体的还是心理的发育肯定要受影响。所以，给宝宝创造一个有爱、轻松的家庭氛围吧，多鼓励、多正面引导，也许宝宝就能迸发出你意想不到的力量呢！

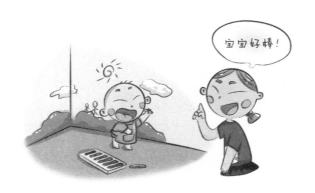

往大处讲，整个社会的经济发展水平和环境情况都是会对宝宝的生长发育有影响的，随着生活条件的改善，我们国人的平均身高在近几十年都是增长的。安全的饮用水、干净的空气、体检的普及，这些都是有利于宝宝的生长发育的。

另外，如果孕期妈妈患某些疾病或营养不良，是会影响宝宝后期的发育的。宝宝出生后患哮喘、心脏病等慢性病或者内分泌疾病，也是会对生长发育有影响的。还有，激素、细胞毒性药物的应用也会影响宝宝的生长发育，这些情况都需要医生的判断和指导，所以定期去儿保科体检是很有必要的。

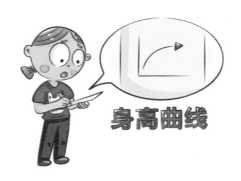

身高曲线

很多爸爸妈妈说，老一辈的人带孩子也没这么麻烦啊，我们不也健健康康长大了吗？可是时代不同了啊，现在条件好了，我们能做的多了，自然希望宝宝各方面能够发育得更好。所以，我们更注重科学、更关注细节、更要求质量，这些都没错啊，你就是推动人类社会进步的一份子呢！

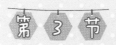

评价宝宝生长发育的常用指标

前面小南说了，得时不时地关注一下宝宝的生长发育是否正常，那爸爸妈妈怎么知道正常还是不正常呢？这就需要有一些指标来衡量，体重、身高是我们最熟悉的，除了这两个，还有一些指标也很重要，这一节小南就给大家说说这些常用的指标。

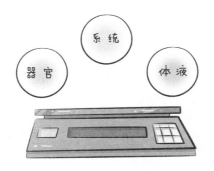

🐾 1. 体重

体重？不就是看看宝几斤几两么？爸爸妈妈说，这个简单，咱们家里基本都有体重计，隔三岔五就给宝称一下。准确点说，体重是各器官、系统、体液的总和，是反映宝营养状况最常用的指标。

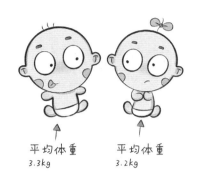

平均体重
3.3kg

平均体重
3.2kg

宝宝们的体重啊，出生的时候就不一样，这跟宝宝是第几胎、在妈妈肚子里的时间、性别及宫内营养有关。通常来说，第一胎会轻一些，早产儿体重要轻，男宝的平均出生体重大于女宝。所以，出生时的体重反映的是宝宝在妈妈体内的生长发育情况，对后面的生长发育也有一些影响。

随着宝宝慢慢长大，体重肯定是应该逐渐增加的，但是这里有一个特殊情况爸爸妈妈要知道。宝宝出生后的前几天会出现生理性体重下降，一般是在出生后 3~4 天降到最低，然后慢慢回升，到第 7~10 天回到出生时的体重。这是一个正常现象，这个过程中只要下降的体重不超过宝宝出生时体重的 7%~8%，爸爸妈妈就不用担心。当然，早产宝宝的体重恢复时间会长一些。

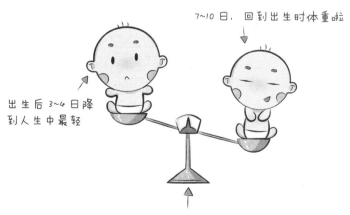

7~10 日，回到出生时体重啦

出生后 3~4 日降到人生中最轻

下降的体重不超过出生时体重的 7%~8%

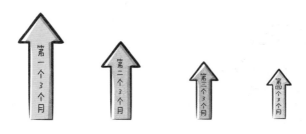

虽然宝宝的体重是逐渐增加的，但这增速是逐渐下降的。足月出生的宝，出生后头 3 个月体重增加最迅速，每月平均增加 1000~1200 克，基本上 3 个月末的体重就是出生时的 2 倍了；第二个 3 个月，这体重增加的速度就慢了一半，每月的平均增加体重只有 500~600 克；到第三个 3 个月，增加速度再减慢一半，每月平均增加体重是 250~300 克；到第四个 3 个月，会更慢一点，每月平均增加 200~250 克。这样，宝宝 1 岁的时候，体重大约是出生时的 3 倍，这 1 年也是小家伙出生后体重增长最快的时期，是宝宝人生中的第一个生长高峰。

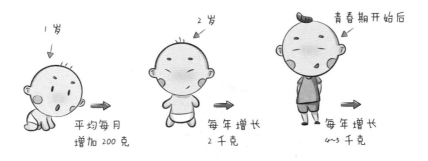

宝宝出生后的第 2 年，体重增加 2~2.5 千克，到 2 岁时体重差不多是出生时的 4 倍。从 2 岁到青春期前，宝的体重增长比较缓慢，也比较稳定，基本上每年重个 2 千克的样子。等到青春期，宝的体重又开始猛增，每年能增加 4~5 千克，猛增的势头能保持 2~3 年，这也是宝人生中的第二个生长高峰。

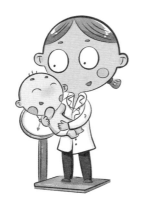

这样看来，是不是要经常给宝宝称称体重呀？嗯，怎么着也得一个月称一次吧。如果宝宝增加的体重明显比这个平均值少，那要看看宝宝的喂养是不是有问题，营养够不够，消化吸收有没有问题。增加的体重明显多呢，也别窃喜，这也不行，别这么小就给我们喂成小胖子，对宝宝的生长发育没有好处。

怎么称？啥时候称？小南建议，最好在宝宝空腹或大小便之后给宝称体重，称的时候穿的衣服要尽量少，这样得到的数据比较准确。小婴儿可以躺着称，大一点就可以坐着称、站着称，也可以和大人一起称，称完做个减法就知道宝的体重了。

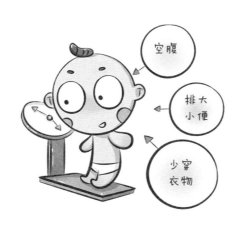

总之，体重这个指标容易测量，也比较直观，爸爸妈妈自己在家里就能操作。有的爸爸妈妈还把宝宝每个月的体重记录下来，给宝宝做一个成长笔记，这样遇到问题时有据可查，又能给宝宝留一份纪念，还真是很有心呢！

2. 身长（高）

所谓身长（高），是指头顶至足底的长度。那到底是身长还是身高啊？是这样，3 岁以下的宝宝，立位测量不准确，需要仰卧位测量，这样测出来的就是身长；3 岁后就可以立位测量了，这时就称身高。有啥区别吗？当然，立位与仰卧位测量值会相差 1~2 厘米。

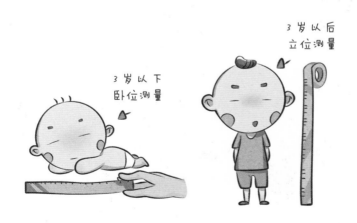

身高的增长规律与体重相似，年龄越小增长越快。宝出生时身长平均 50 厘米，生后第 1 年增长最快。头 3 个月，身长平均每月增加 4 厘米，这样一来，宝 3 月龄时身长差不多就有 62 厘米了；第二个 3 个月，平均每月增长 2 厘米；后半年平均每月增长 1 厘米，1 周岁时达 75 厘米。第 2 年，身长的增长速度减慢了，平均增加 11~12 厘米，2 周岁时身长约 87 厘米。2 岁以后到青春期，增速平稳，平均每年增加约 7 厘米。青春期迎来第二次增长高峰，男孩一年能长 9 厘米，女孩一年能长 8 厘米。需要注意的是，男孩的这个生长高峰会比女孩晚两年，男孩的家长别着急，后面都能赶上哈。

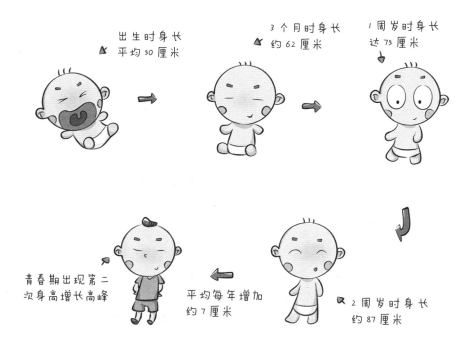

出生时身长平均 50 厘米

3 个月时身长约 62 厘米

1 周岁时身长达 75 厘米

青春期出现第二次身高增长高峰

平均每年增加约 7 厘米

2 周岁时身长约 87 厘米

量身高的话，刚才小南说了，3 岁内的宝和 3 岁以上的宝不一样。3 岁以下的，就是脱去宝的帽、鞋、外套，让宝只穿单衣，仰卧在量床底板中线上。护士会把宝的小脑袋扶正，让他头顶接触头板。爸爸妈妈看到的呢，就是宝面向上，测量者位于宝右侧，左手握住宝的双膝，让小家伙腿伸直，右手移动足板来接触宝的两侧足跟。

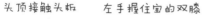

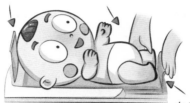

头顶接触头板   左手握住宝的双膝

右手移动足板来接触宝的两侧足跟

3 岁以上的宝就简单了，站好，两眼直视正前方，挺胸收腹，两臂自然下垂，手指并拢，脚跟靠拢，脚尖分开约 60°，脚跟、臀部和两肩胛间几个点同时靠着立柱，这样就可以了，量出来的误差就比较小。

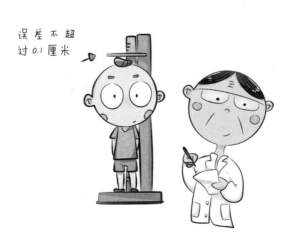

误差不超过 0.1 厘米

量身高的时候,爸爸妈妈可能会发现,这个身高其实是包括了头部、脊柱和下肢三个部分的长度。但是这三个部分的发育时间和速度并不统一,所以宝宝的身体比例就跟成人有很大差距。

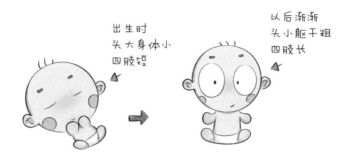

所以,有时候我们会用到坐高这个指标,它反映的是头颅与脊柱的发育情况。它是指从头顶到坐骨结节的长度,3岁以下的还是和身长一样,仰卧位测量,叫顶臀长。

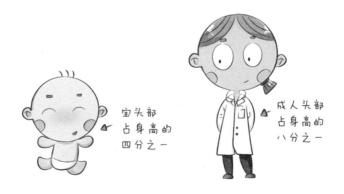

身长(高)的发育主要受遗传因素、内分泌情况及胎儿时期发育水平的影响,平时感冒啊、短期吃饭不好啊这些不会影响长高,爸爸妈妈不用太担心。但是,长期营养不良或者影响激素正常分泌的疾病是会耽误长个儿的。

3. 头围

头围是指自眉弓上缘最突出处经枕外隆凸绕头一周的长度。它也是一个比较重要的评价宝宝生长发育情况的指标，反映的是颅骨和脑的发育情况。

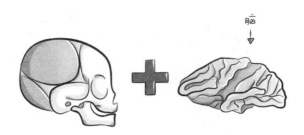

脑

宝宝出生时的头围平均为 32~34cm，跟体重和身长的增长规律相似，出生后第一年前 3 个月的增长约等于后 9 个月的增长。宝 1 岁时，平均头围约 46 厘米。生后第二年头围增长减慢，2 岁时头围约 48 厘米。5 岁时头围约 50 厘米，15 岁时接近成人头围，为 54~58 厘米。

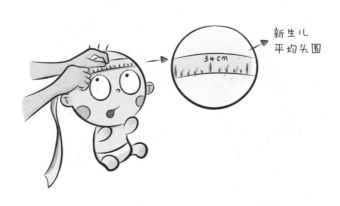

新生儿平均头围

34cm

这里有两个重要数据，爸爸妈妈要注意一下。如果宝出生时头围小于 32 厘米或 3 岁后头围小于 45 厘米，医学上称为小头畸形，提示可能存在脑发育不全。当然，头围过大也不好，头围增长过快往往提示脑积水。

头围过大
注意脑积水

小头畸形

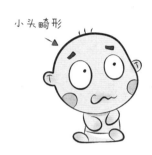
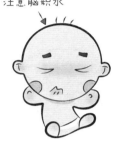

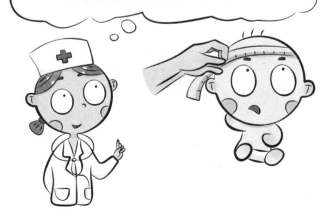

爸爸妈妈测量时，站在宝宝前面或右方，用软尺从宝宝头部右侧眉弓上缘经枕外隆凸，再从左侧眉弓上缘回至起始处，然后读出头围数字。记住，测量时要让软尺紧贴皮肤，左右对称。

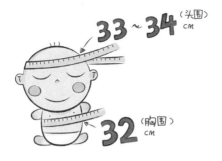

33~34 (头围) CM

32 (胸围) CM

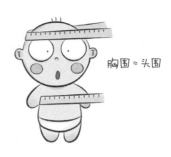

胸围 ≈ 头围

胸围 > 头围

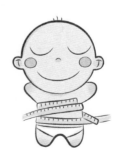

🍼 4. 胸围

胸围是指经双侧乳头下缘和双肩胛下角绕胸一周的长度。它反映的是胸廓、胸背肌肉、皮下脂肪及肺的发育情况。宝宝出生时，胸廓像一个小圆筒，胸围比头围小 1~2 厘米。但是，胸围的增长速度快于头围，1 岁左右胸围就基本赶上头围了。从此之后，胸围就将头围远远甩在后面，从 1 岁至青春期前，胸围和头围的关系可以用这个公式表示：胸围 = 头围 + 年龄 － 1。

🍼 5. 腹围

腹围是指以脐部为中心绕腹一周的长度。婴儿期胸围与腹围相近，之后胸围就大于腹围啦。这个指标容易受到腹壁肌张力和腹内脏器的影响，有腹水时，腹围会变大，平躺时会呈现蛙状腹。所以，测量腹围可以反映某些疾病的变化情况。

6. 上臂围

　　上臂围是指左侧肩峰与尺骨鹰嘴连线中点水平绕上臂一周的长度，差不多是上臂中点处一周的长度。它反映的是上臂骨骼、肌肉、皮肤及皮下组织的发育情况。专家们认为，在无法测量体重和身长的情况下，可以用上臂围来评估 5 岁以下宝宝的营养情况。具体就是，上臂围大于 13.5 厘米为营养良好，12.5~13.5 厘米为营养中等，小于 12.5 厘米为营养不良。

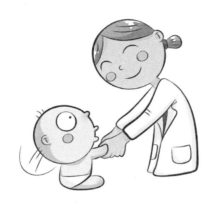

鱼小南
特别提示

　　爸爸妈妈们掌握了这些数据，平时就可以在家给宝宝量一量、比一比啦，若是发现宝宝的发育情况明显偏离轨道，就及时去医院儿保科就诊。另外，像出生后 28 天、3 个月、6 个月、1 岁等这些重要时间节点，还是建议爸爸妈妈按时带宝宝去体检。

第 2 章

宝宝的体格发育

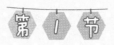

宝宝的骨骼发育

　　骨骼是我们身体的支架，这重要性不言自明。如果宝宝的骨骼发育出现了问题，不光是影响形象，恐怕日常的很多活动都会遇到困难，所以，小南先说说宝宝的骨骼发育情况。

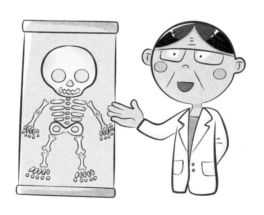

　　咱们成人有 206 块骨头，宝宝们的数量还要多，因为他们的部分骨还没有融合，是分开算的。这么多骨头，除 6 块听小骨属于感觉器外，可以简单分为颅骨、躯干骨和四肢骨。咱们就按照从上到下的顺序来说吧。

宝出生的时候颅骨还有点软，骨缝也没完全闭合，所以一个不小心就容易睡偏了头。小南一个朋友家的宝宝就把头睡偏了，她说宝刚出生的时候医生建议侧着睡，一旦发生溢奶会安全些，结果也没注意两边倒替着，两个月的时候发现头睡偏了，后来再纠正也没完全纠正回来。是呀，毕竟宝的颅骨越长越硬，前几个月睡偏了，后面真的很难纠正。

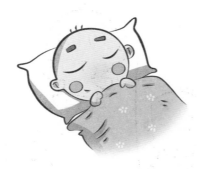

宝出生的时候除了骨缝没完全闭合，还有两个囟门。后囟很小，有的宝出生时就闭合了，迟的也会在出生后6~8周闭合。前囟出生时斜径为1.5~2厘米，后面会随着颅骨发育而增大，6个月以后又逐渐缩小，一般在宝12~18个月时闭合，个别宝的囟门会推迟到2岁左右闭合。

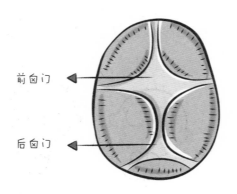

前囟门 ◄

后囟门 ◄

前囟的检查是体检中很重要的一项，如果囟门闭合早要看看是不是小头畸形，囟门闭合迟要考虑佝偻病、克汀病、脑积水等。前囟门饱满说明颅内压高了，前囟凹陷则可能是严重脱水或营养不良。总之，这个前囟的情况可以作为颅骨发育的一个"晴雨表"，爸爸妈妈们要时不时关注一下。

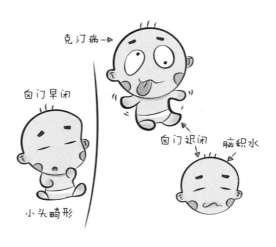

除了上面这些，颅骨的发育还跟宝宝的脸形有关。你有没有发现，基本上宝宝们小的时候都是胖嘟嘟的小圆脸，但慢慢长大了脸就会变得瘦长，知道这是为什么吗？这是因为颅骨的发育一开始先于面部骨骼的发育，1~2岁后随着乳牙的萌出、宝宝咀嚼动作的发育，宝宝面部骨骼变长，下颌骨向前凸出，下颌角的倾斜度减小，宝宝的脸形就发生了变化。

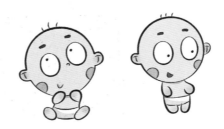

说完颅骨，再来说脊椎骨，也就是脊柱啦。脊柱的增长代表了扁骨的发育，1岁之内生长特别快，但1岁之后就不如四肢长得快了。所以，1岁以下的小宝宝看上去都是身子长、腿短的小萌娃，慢慢才能长成大长腿的小哥哥、小姐姐，爸爸妈妈们别着急哦！

宝刚出生的时候，脊柱几乎是直的，直到宝3个月能抬头了，脊柱才出现了第一个弯曲——颈椎前凸。宝6个月会坐了，就出现了第二个弯曲——胸椎后凸。到宝1岁左右开始走路时，出现第三个弯曲——腰椎前凸，到这里，脊柱的自然弯曲成形，不过要到6~7岁才为韧带所固定。

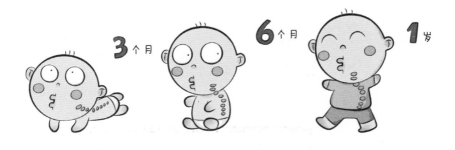

3个月 **6**个月 **1**岁

然后脊柱发育就完成了吗？当然不是，青春期脊柱还会增长，但主要是椎间盘的持续形成。脊柱的发育事关宝将来的姿态，所以爸爸妈妈要注意纠正宝坐、立、行的姿势，还要给宝选择合适的桌椅和书包，这对宝的脊柱保持正常形态很重要。有一些宝可能会出现脊柱侧弯的情况，这种情况若任其发展后果很严重，一定要早发现、早治疗。

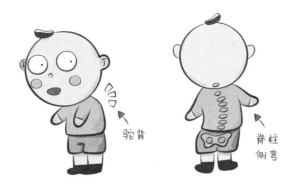

驼背

脊柱侧弯

最后说一下四肢骨，四肢骨基本上都是长骨。长骨的发育主要是由长骨干骺端的软骨骨化、骨膜下成骨，使长骨增长、增粗。这个发育过程比较漫长，是从胎儿时期一直到成人期逐渐完成的，若骨骺与骨干融合则意味着长骨停止生长。

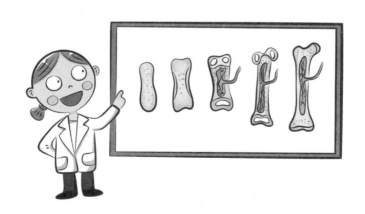

长骨干骺端的软骨次级骨化中心是随着年龄增加有规律出现的，骨化中心出现的多少可以反映长骨的发育成熟程度。因此，通过拍 X 线片测宝骨化中心的数目可以大体判断宝的长骨发育情况。一般选腕部为检测部位，6~8 岁前腕部骨化中心数约为"年龄（岁）+1"。但是，出生时腕部尚无骨化中心，股骨远端及胫骨近端已经出现骨化中心，因此小婴儿和骨发育明显延迟的儿童应加摄膝部 X 线片。

宝宝的骨骼发育基本上就是这么个情况，只要给宝足够的营养、合适的运动，一般没有问题。但是，带娃这个事就是这样，这些原则你要是知道啊都很简单，不知道就真的会害了宝。小南这里就多讲几句，再说说这个骨骼发育过程中可能出现的一些问题，以及爸爸妈妈该如何做。

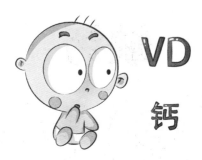

影响骨骼发育最常见的情况就是维生素 D 缺乏，也就是我们整天念叨的"缺钙"。缺钙最初的源头就是维生素 D 缺乏，而最终的结局就是佝偻病。现在严重的佝偻病已经不多见了，但轻中度的还是有不少。佝偻病的初期，宝宝会给一些暗示，比如睡不安稳、汗多、夜间哭闹等，但是这些表现都不是佝偻病特有的症状，需要好好鉴别。如果能在这一时期发现宝宝缺钙，并及时治疗的话，就不会导致明显的骨骼改变。

那要是没及时发现呢？糟糕！佝偻病就继续发展到激期，宝宝会出现一系列骨骼改变和运动功能发育迟缓。颅骨软化，6个月以内的宝按压颅骨会有压乒乓球的感觉，再大一点的宝会出现方颅，前囟闭合会延迟，乳牙萌出也要延迟。1岁左右的宝可能会出现肋骨串珠样改变、鸡胸及漏斗胸，还有下肢畸形。

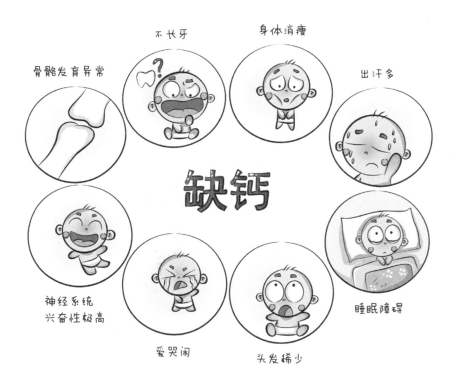

佝偻病听起来挺严重的，但预防和治疗都很简单，咱缺什么补什么，补好维生素D就是了。尽管前几本书里有写过，但小南还是要在这里再说一下维生素D的补充方法，给那些没看到的爸爸妈妈提个醒。

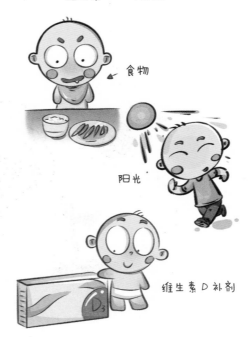

维生素 D 从哪里来？

食物

阳光

维生素 D 补剂

给宝补充维生素 D 的渠道有三个：从食物中获取，由皮肤中 7- 脱氢胆固醇在日光中紫外线的照射下转变而来，直接补充维生素 D 制剂。

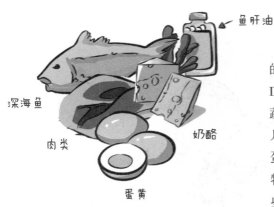

鱼肝油

深海鱼

肉类

奶酪

蛋黄

一个个说吧，先说食物中的。老实讲，食物中的维生素 D 含量很有限，尤其是谷类、蔬菜、水果这些植物性食物，几乎可以忽略不计。深海鱼类、蛋黄、动物肝脏、奶酪这些食物中的维生素 D 含量相对多一些，可以适当给宝宝多吃。

你知道这三个渠道哪个是宝获得维生素 D 的主力军吗？宝宝皮肤中的 7- 脱氢胆固醇在日光中紫外线的照射下经光化学作用会转变为内源性的维生素 D_3，它是宝宝维生素 D 的主要来源。惊不惊喜？意不意外？晒太阳是多么简单有效、经济实惠的办法，还不赶紧安排上！

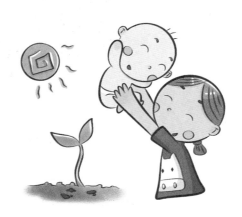

小宝宝可以晒太阳吗？可以啊，注意不要让阳光直射宝宝的眼睛就好。月子里的宝咱不方便出门，在家也可以晒，只是隔着玻璃晒是要打折扣的，大部分的紫外线被玻璃阻挡了。等到大一点就可以推着宝宝出去晒了，上午 10 点前和下午 4 点后都是好时段。夏天的时候记得给宝宝戴个太阳帽，别在太阳底下直接晒，找个阴凉儿晒晒就行。

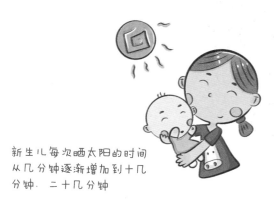

新生儿每次晒太阳的时间
从几分钟逐渐增加到十几
分钟、二十几分钟

晒太阳是挺有效的，但这天气是阴是晴也不是咱们能决定的，再加上各家情况不同，咱也不能保证宝宝们通过晒太阳就获得足够的维生素 D。尤其是母乳喂养的宝宝，这每个妈妈的身体情况不一样，宝宝喝的母乳里到底含了多少维生素 D 咱们也不清楚，所以专家们建议，从宝宝出生后的第 3 周开始，每天给宝宝补充 400IU 的维生素 D，至少到两岁。如果两岁以上的宝宝吃饭不好、户外运动也少，还应该继续补充。

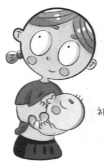

补充维生素 D400IU/天

早产宝宝、出生时低体重宝宝及双胞胎宝宝需要特别关注，这些宝宝从出生后就要开始补充维生素 D，每天 800~1000IU，3 个月后再改为每天 400IU。这里还要提醒一句，宝宝体内的维生素 D 少了不行，太多了也不行，爸爸妈妈千万别自己私自增加剂量，您要是有什么不放心的，带宝体检的时候咨询下医生或者问问小南都可以。

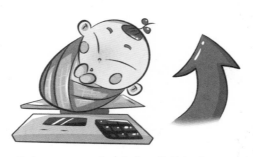

早产儿和出生时低体重儿需要补充
的维生素 D 的量需要增大

除了营养，不良的坐姿、站姿、走姿及不合适的运动也会影响宝宝的骨骼发育。前面小南说过，宝宝的颅骨、脊柱和四肢骨都没定型，还在发育中，爸爸妈妈的一些做法可能会在无意中伤害到宝宝。比如，**长时间抱着宝宝**。很多爸妈出于喜爱、哄娃入睡等原因，长时间抱着宝，不光白天抱，晚上还要抱着睡，这样会让宝宝的脊柱没法舒展，长此以往就会影响宝宝的脊柱发育。

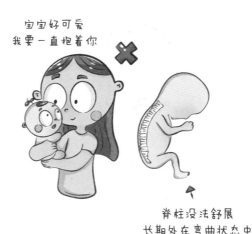

宝宝好可爱
我要一直抱着你

脊柱没法舒展
长期处在弯曲状态中

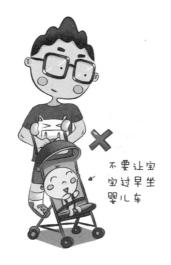

不要让宝宝过早坐婴儿车

　　让宝宝过早坐婴儿推车。有些宝宝才两三个月，就经常坐在婴儿推车里"兜风"，6个月内的宝宝骨骼和背部肌肉力量都还很弱，根本撑不住身体的重量，小家伙又对外面的世界很好奇，肯定想抬起身来东看看西看看，偶尔一两次还好，如果长期这样，以后很有可能会驼背或脊柱侧弯不说，还会影响内脏器官发育。

让宝过早接触手机及长时间玩手机。这年头，手机已经不是手机了，是哄娃利器，孩子哭闹或要求陪玩的时候，不少爸爸妈妈会塞一个手机过去。哪个宝宝能挡得住手机的诱惑啊，玩起来就控制不住，玩手机可是个长期低头的过程，久了会增加颈椎的负担，埋下颈椎病和近视的伏笔。

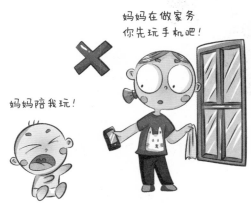

妈妈在做家务
你先玩手机吧！

妈妈陪我玩！

让宝宝过早开始专业训练。这个时代，空气中到处弥漫着"不能让孩子输在起跑线上"的焦虑，各种特长班的招生年龄下限也是越来越低了。但是，不管怎样，孩子的健康成长应该是第一位的，建议爸爸妈妈们别让宝宝过早开始学习舞蹈、武术、跆拳道这些项目。强度过大的训练对孩子的骨骼发育没有好处，只有坏处。

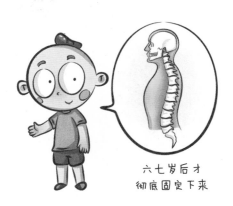

六七岁后才
彻底固定下来

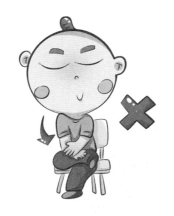

经常跷二郎腿。宝宝们特别爱模仿爸爸妈妈的动作，有的爸爸妈妈喜欢跷二郎腿，宝宝看见了也学着玩。看着这么小的人儿跷二郎腿，是挺好玩的，但千万别鼓励宝宝经常这么做。大人经常做这个动作都有很大危害，别说尚在发育中的宝了。经常跷二郎腿会阻碍下肢血液循环不说，还会造成脊柱侧弯、椎间盘滑脱等严重后果，一定要重视啊！

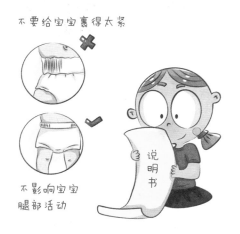

不要给宝宝裹得太紧

不影响宝宝腿部活动

说明书

　　还有像给宝使用学步车、让宝过早开始学走路这些，都是不利于宝宝骨骼发育的错误做法。但是有一个常被认为影响宝宝骨骼发育的"背锅侠"，小南要为它正名。一提到"X型腿""O型腿"这些，长辈们就会先想到纸尿裤，事实上只要正确使用质量合格的纸尿裤是没有问题的哈。

反倒是学步车这种，轮子转动得快，宝宝没法自己把握平衡，而且很容易变成用脚尖来走路，这样的话下肢肌肉得不到锻炼，骨骼又在发育中，就容易引起宝宝下肢畸形，出现"X 型腿""O 型腿"等情况。

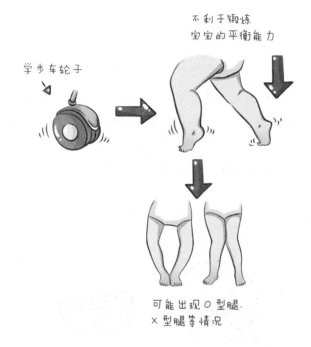

不利于锻炼
宝宝的平衡能力

学步车轮子

可能出现 O 型腿
X 型腿等情况

养娃这个事，细想起来，"坑"还是挺多的。尤其像骨骼发育这种关系重大，一旦跑偏又不好纠正的方面，爸爸妈妈就得多留点心，按时带宝去体检，有啥不懂的多问一问，凡事别想当然，宝宝的健康最重要。

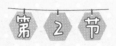

宝宝的牙齿发育

讲完骨骼的发育再来讲讲牙齿，说起来牙齿的发育与骨骼有一定关系，但二者的胚胎来源不相同，发育过程也不一致。而且人类有两副牙齿，中间还有一个牙齿的替换过程，这里面的事多着呢！

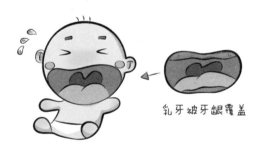

乳牙被牙龈覆盖

宝宝出生的时候看起来是没有牙齿的，实际上啊，宝宝的小乳牙都已经准备好了，悄悄地藏在牙龈下面呢！这套乳牙就是宝宝的第一副牙齿，一共20颗，过几个月它们就会按照规律一个一个冒出来。不过，这乳牙萌出的时间，宝宝们之间差别很大。早的宝宝，4个月就迫不及待出牙了，迟的宝宝，会拖拖拉拉到10~12个月。

大多数宝宝会在 7~8 个月开始出牙，如果宝宝到了 1 岁还没开始出牙，这就属于出牙延迟，要看看是什么问题，乳牙萌出的时间一般跟遗传因素、内分泌情况及饮食有关。全副乳牙一般在两岁半出齐，出牙的顺序如下图，一般是下颌先于上颌，从前向后。

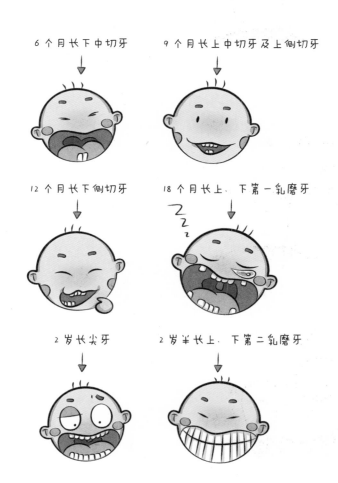

6 个月长下中切牙

9 个月长上中切牙及上侧切牙

12 个月长下侧切牙

18 个月长上、下第一乳磨牙

2 岁长尖牙

2 岁半长上、下第二乳磨牙

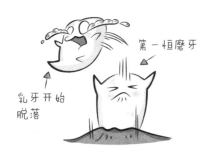

乳牙开始
脱落

第一恒磨牙

宝宝的这副乳牙只是"临时工"，工作几年后就要被替换掉。宝6岁左右开始萌出第一颗恒牙，对，宝的第二副牙齿就是"恒牙"，顾名思义，余生就是靠这副牙了。

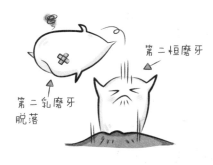

第二乳磨牙
脱落

第二恒磨牙

宝6~12岁这几年，乳牙逐个被同一位置的恒牙顶替，这个时期宝的嘴里既有乳牙又有恒牙，看起来不太美观。没关系，等到12岁，第二恒磨牙萌出，乳牙也全部退役，就看起来整齐多了。

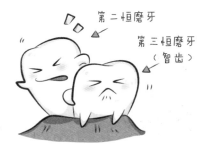

第二恒磨牙

第三恒磨牙
（智齿）

这时候我们算一下，4颗第一恒磨牙加4颗第二恒磨牙，再加上顶替原来20颗乳牙的恒牙，一共28颗，有些人的牙齿发育就到此结束。另外那部分人呢，会在17~18岁萌出第三恒磨牙，也就是我们常说的"智齿"，这些人就是32颗牙。当然，也有20多岁才长智齿的，每个人情况都不一样。

具体换牙的时间和顺序，可以参照下图，看图比较直观。

恒牙萌出时间及顺序

第一磨牙

上颌 6~7 岁　　　　　下颌 6~7 岁

中切牙

上颌 7~8 岁　　　　　下颌 6~7 岁

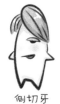

侧切牙

上颌 8~9 岁　　　　　下颌 7~8 岁

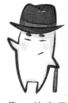

第一前磨牙

上颌 10~11 岁　　　　下颌 10~12 岁

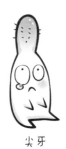

尖牙

上颌 11~12 岁　　　　下颌 9~11 岁

第二前磨牙

上颌 10~12 岁　　　　下颌 11~13 岁

第二磨牙

上颌 12~13 岁　　　　下颌 12~13 岁

第三磨牙

（不是所有人都有）

上颌 17~22 岁　　　　下颌 17~22 岁

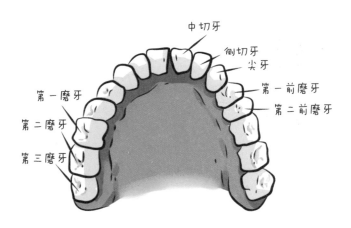

中切牙
侧切牙
尖牙
第一前磨牙
第二前磨牙
第一磨牙
第二磨牙
第三磨牙

想要让宝宝拥有一口健康的好牙，一方面要给足牙齿发育所需的营养素，另一方面要好好清洁和保护宝宝的牙齿。牙齿发育需要的营养素主要有蛋白质、钙、磷、维生素 C、维生素 D 等，当然啦，宝宝的身体健康，牙齿才能健康，光补充这些营养素肯定是不行的。

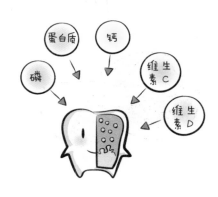

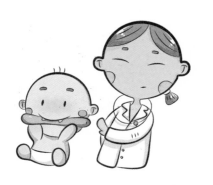

咀嚼动作也有利于牙齿的发育，用进废退嘛。以前小南也说过，添加辅食之后要循序渐进地给宝宝从流质换到半固体再换到固体食物，一直吃流质是不行的，咀嚼固体食物本身也会促进宝宝出牙的。除此之外，牙齿的发育还受甲状腺激素的影响，会引起甲状腺功能异常的疾病也会影响牙齿的发育。

最后要说的，也是我们要花大力气去做的，就是要给宝宝做好口腔护理，清洁和保护宝宝的牙齿。这个护理从什么时候开始呢？从前很多爸爸妈妈觉得乳牙好不好的没关系，反正是要换掉的嘛，现在的爸妈重视科学育儿了，宝宝一开始长牙就知道给宝宝护理口腔。但要小南说啊，这个工作应该从宝宝出牙前就开始做。

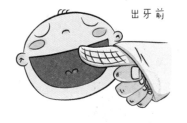

出牙前

宝宝 4~6 个月时，乳牙就像小笋一样，准备从牙床拱出来了。这个时候，爸爸妈妈就可以开始给宝宝清洁口腔了。具体怎么办呢？很简单，爸爸妈妈先把手洗干净，然后把清洁纱布缠在手指上，蘸点温水或淡盐水，将宝宝的牙床轻轻擦拭一圈。记住，宝宝的口腔黏膜特别娇嫩，一定要轻柔对待。

乳汁的营养丰富，若是长期滞留在口腔黏膜上，就会变成细菌滋生的温床。但是，小宝宝吃奶比较频繁，每次吃奶后都给宝宝用纱布清洁口腔有点困难，也怕损伤到宝宝的口腔黏膜。爸爸妈妈可以在宝宝吃奶后，给宝宝喝口水，冲洗一下口腔，这样也可以减少奶液在口腔的残留。

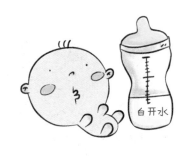

白开水

等宝宝长出了第一颗牙，"刷牙"工作就可以正式启动了。这个时候宝宝自己是刷不了的，需要爸爸妈妈帮宝宝刷。这个阶段推荐爸爸妈妈使用指套牙刷，这种牙刷多是用硅胶做的，除了清洁牙齿，它还能起到按摩牙龈的作用，早晚各刷一次，能够促进宝宝的牙齿发育。

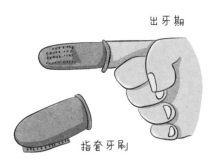

出牙期

指套牙刷

宝 1 岁之后，乳磨牙也冒出来了，真正的牙刷就要派上场了。刷头小、刷毛柔软、牙刷柄短、刷头长度适中的儿童保健牙刷，尤其是刷头大小约等于宝宝 4 颗门牙宽度、刷毛经过磨圆的那种，不刺激宝宝的齿龈，是上选。这个时候可以让宝宝开始尝试自己刷牙了，但 3 岁前的宝，你别指望他能刷干净，宝刷完后你还要帮他再刷一下。事实上，大部分 6 岁以下的宝都需要爸爸妈妈协助一下才能刷干净。

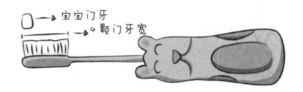

给宝宝刷牙，要确保每一颗牙都刷到。顺着牙缝，上排牙齿从上到下，下排牙齿从下到上竖着刷，咬合面横着刷，牙缝及咬合面、唇侧面、舌侧面每个面都要刷到，每个面刷 15~20 次，怎么着也要 3 分钟哦。

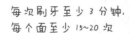

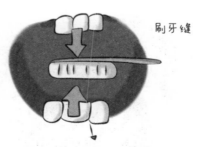

每次刷牙至少 3 分钟，
每个面至少 15~20 次

刷牙缝

内外都是从牙根向牙尖刷

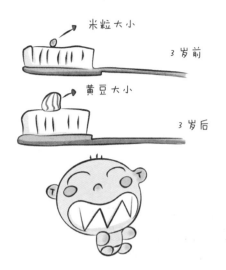

米粒大小

3岁前

黄豆大小

3岁后

那要不要用牙膏呢，用多少呢？可以用适合宝宝年龄的儿童牙膏，但量要控制好，少一点就好。3岁之前，每次米粒大小的量，3岁之后，可以用黄豆大小的量。

龋齿最爱欺负 3~6 岁的宝宝，还有一些宝宝长牙没多久就有龋齿了，儿童龋齿应尽早治疗，以免继续发展到牙髓炎、根尖周炎等更严重的情况。最好的，当然是能够提前预防，别让龋齿找上宝啦。宝 1 岁时就应该带他去口腔科检查，之后每隔 3~6 个月定期检查，早发现、早治疗，爸爸妈妈和医生携手，呵护宝宝的口腔健康。

定期检查

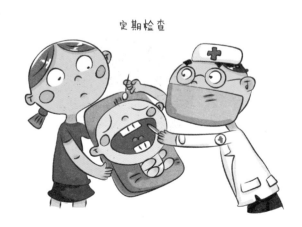

龋齿有个好朋友叫"夜奶"，那些吃夜奶时间比较长的宝要格外小心啦！在《母乳喂养与辅食添加》那本书里，小南说过，夜奶当断则断，不然会埋下很多隐患，这龋齿就是隐患之一。理论上讲，宝宝3个月之后就可以不吃夜奶了，晚上能睡个大觉。光讲理论没用啊，还是有很多宝做不到的，有一部分宝都1岁多了，夜里还是吃吃吃的节奏呢，这小牙天天泡在母乳里不就容易得龋齿嘛！

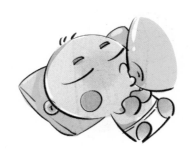

龋齿还有一个好朋友叫"糖"，而且很少有宝宝不爱吃糖。跟"吃糖"的斗争是持久战，越早开始越好。1岁之内的宝，就别让他跟糖见面，这个时期的宝品尝食物天然的味道就足够了。1岁之后，要控制好零食的摄入量，尤其是那些高糖高脂肪的零食，能不吃就不吃。加餐可以给宝吃些新鲜水果和牛奶，或者自己给宝宝做些健康的小零食。

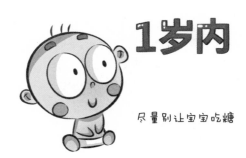

1岁内

尽量别让宝宝吃糖

平时家里做菜也尽量少放糖和其他含糖的作料,饮料也尽量少喝。那果汁呢? 喝果汁也没有直接吃水果有营养, 尤其是超市里的瓶装果汁, 能不喝还是尽量不喝吧。白开水就是最适合宝宝的饮品, 嗯, 没有之一。

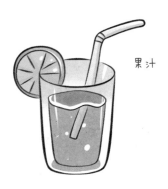

果汁

损失了维生素、植物化学物质和膳食纤维, 但糖分被集中保留了下来

牙齿好不好这个事, 当然也是有一定的遗传因素在里面的, 但基因咱们选不了啊。咱们能做的就是给宝养成好的饮食习惯和卫生习惯, 不管这遗传来的是好是坏, 预防工作多做一些, 宝宝就能少受牙病的困扰。

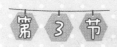

宝宝的肌肉和脂肪组织发育

这一节通俗点儿讲，就是宝宝是怎样长肉肉的，肌肉就是"瘦肉"，脂肪组织就是"肥肉"啦！正是这些软软的肉肉让宝宝看起来特别可爱，那它们是怎样发育的呢？

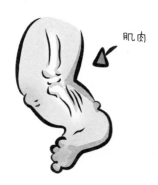

肌肉

与体格发育有关的肌肉主要是骨骼肌，骨骼肌的发育基本上是与体重平行的。骨骼肌的生长包括肌纤维的数目增加和体积增加两个方面。宝宝出生后，骨骼肌的生长主要是肌纤维增粗，从婴儿期到青春期，骨骼肌纤维的体积是一直增加的。

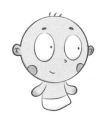
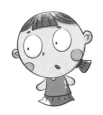

男宝和女宝的骨骼肌发育情况不太一样，男宝骨骼肌占体重的比例是明显大于女孩的。肌纤维数目和体积的增加情况也不一样，男宝的骨骼肌纤维数目也比女宝增加的多。

骨骼肌的发育跟营养状况、生活方式和运动量密切相关，所以，爸爸妈妈在保证宝宝足够营养的同时一定要让宝宝多运动哦！运动能促进肌纤维增粗，使肌肉的活动能力和耐力增强。

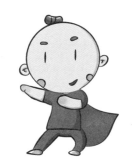

爸爸妈妈这个年龄对脂肪是没什么好感的，听得最多的大概是"减脂"这个词。脂肪超标了是不好，但脂肪本身没有错，它也是组成我们人体必不可少的一份子。宝宝出生时，脂肪组织占体重的16%，1岁时这个比例增加至22%，后面逐渐下降，5岁时为12%~15%。到了青春期，这个比例就开始出现男女差异，女孩的脂肪占比达到24.6%，是男孩的两倍。

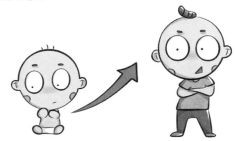

脂肪的发育跟骨骼肌一样，也是表现为细胞数目的增加和细胞体积的增大。脂肪数目的增加主要集中在出生前3个月、出生后第1年和11~13岁这三个阶段，增速在1岁末达到高峰，之后增速减缓。脂肪体积呢，是从胎儿后期至出生时增加1倍，之后增速减慢。

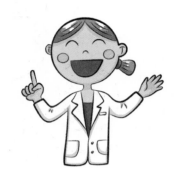

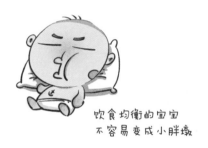

饮食均衡的宝宝
不容易变成小胖墩

在全身的脂肪中，皮下脂肪占一半以上，所以通过测量皮下脂肪基本就可以推断全身的脂肪含量，并间接判断宝宝的营养状况。现在生活条件好了，脂肪含量低的不多见，多的是脂肪含量高的。胖宝宝看着可爱但不健康，爸爸妈妈们还是悠着点儿喂。

如果宝宝已经偏胖了，爸爸妈妈也别着急，小南在这里推荐一个适合胖宝宝的活动，既能减脂又能锻炼肌肉。这个项目就是游泳啦，也很适合爸爸妈妈哦！游泳既能锻炼肌肉、关节，也可以提高宝宝身体的协调性，同时还能刺激宝宝神经系统的发育，让宝宝更聪明，一举多得呢！

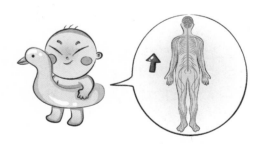

神经系统

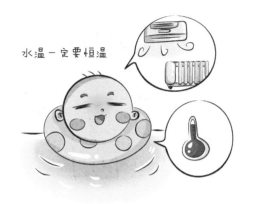

水温一定要恒温

不过，游泳对环境的要求比较高。如果是在家里游呢，一定要注意保持室温和水温的恒定；如果是到外面的机构游，一定要选卫生和水质达标的店，避免交叉感染。

另外，带宝宝去游泳有些注意事项要知道。新生儿脐带没脱落之前最好不要游，宝宝皮肤有破损处或有严重湿疹时不要游，宝宝有感冒、腹泻等情况时不要游，宝宝饿了或吃得太饱时不要游，打疫苗 24 小时之后再去游。带宝宝去游泳的最佳时间是吃奶半小时之后，一定注意安全哈。

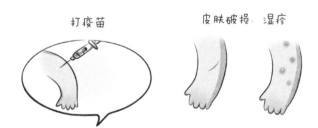

打疫苗　　　　皮肤破损·湿疹

肌肉组织和脂肪组织都是人体中很重要的组成部分，但具体到它们参与的人体活动呢，我们这里就先不讲，留到下一章一起说。毕竟，每一项人体活动都需要各个系统的配合才能完成呢。

第3章

宝宝的神经心理发育

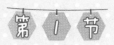

感知觉的发育

感知觉就是我们通过感觉器官从环境中获取信息的能力，它的发育是语言、运动等其他能力发展的基础，而且它们之间是相互影响、相互促进的，我们就先来说说这个。

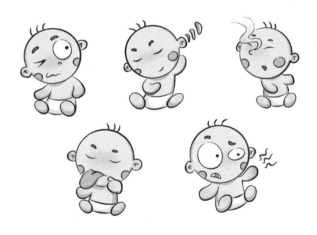

所谓感觉，就是对事物个别属性的反映，包括了视觉、听觉、嗅觉、味觉和皮肤感觉。

所谓知觉，是建立在感觉的基础上的，是对事物整体属性的综合反映，比如视知觉、听知觉、触知觉等几个感觉通道上的知觉。要是按知觉对象的性质来分呢，那就更复杂了，比如空间知觉、形状知觉、时间知觉等，妈妈听了表示好复杂。

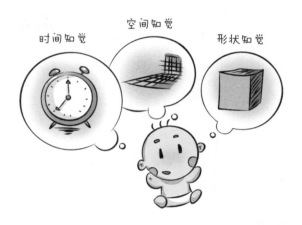

视觉发育

说点儿爸爸妈妈们最关心的吧，有请"视觉"同学。视觉靠啥刺激呀？必须是光线，光线经过角膜、房水、晶状体和玻璃体折射后到达视网膜，通过视神经将信息传入大脑，大脑再经过复杂的处理……这套原理记不住没关系，只要知道，这么一系列流程下来，宝就形成了对外界事物的视感知，也就是小家伙会东瞅瞅西看看啦。

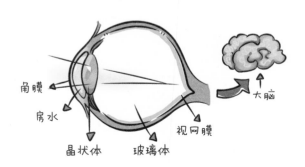

宝这个心灵的窗户，是怎么一步步搭建起来的呢？这个问题，得从新生儿开始说起。宝刚出生时，视觉功能是有了，但不完善，瞳孔有对光反应，但晶状体和眼外肌的调节功能还不完善。1个月的宝宝只能看清15~30厘米内的东西，2个月开始喜欢看会动的东西和大人的脸。

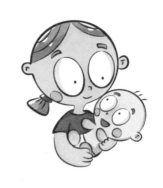

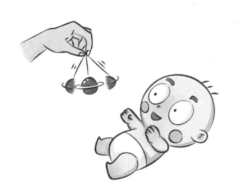

3~6个月的宝宝视力范围进一步扩大，4个月时已能对近和远的目标聚焦，视线会跟随走动的人转移了。也开始对色彩有了偏爱，喜欢明亮鲜艳的颜色，还超级喜欢红色。不信的话，用红色的玩具去逗弄宝宝，他们会马上表现出感兴趣。

8~9个月开始出现视深度感觉，能看到小物体；18个月已能区别各种形状；2岁可区别竖线与横线；5岁可区别各种颜色；6岁视深度已充分发育，在此之前会因视深度判断不正确而撞到东西。

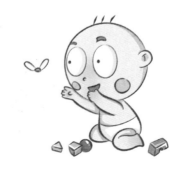

还有哦，宝刚出生时，屈光状态为远视。啥？奶奶吓得老花镜都戴不住了，放心放心，这情况啊属于生理性远视，随着宝的发育，远视程度会自然减轻，逐渐正视化。视力嘛，当然也在宝出生后逐渐发育，1 岁为 0.2~0.25，2 岁为 0.5，3 岁为 0.6，4 岁为 0.8，5~6 岁时宝的视力就达到 1.0，并建立起完好的立体视觉功能啦。

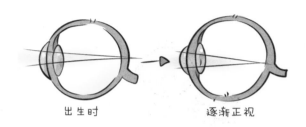

出生时　　　　　　　　逐渐正视

儿童正常视力发育表

年龄	视力
刚出生	仅有光感
1 周	头、眼向光亮转动
2 周	手电光照射时，两眼有少量辐辏

年龄		视力
1 个月		保护性瞬目反射
2 个月	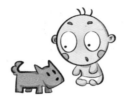	能注视大物体，视力为 0.012~0.025
3 个月	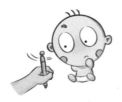	会看移动的铅笔，视力为 0.025~0.033
4 个月	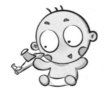	会看自己的手，用手接触物体，视力约为 0.05
6 个月		0.06

年龄	视力
1 岁	0.2~0.25
2 岁	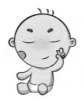 0.5
3 岁	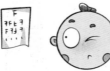 0.6
4~5 岁	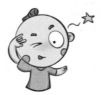 0.8~1.0
6 岁	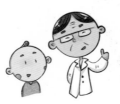 视力发育接近完善，达到1.0

宝宝视觉发育的关键期是从出生后几个月开始，一直到6~8岁，最关键的时期是1~3岁。所以，你就知道啦，6~8岁之前，宝宝的视觉功能是不成熟的，可塑性很强，尤其是3岁前。这个时期，如果宝宝的眼睛经常处于疲劳状态，将来是很容易近视的。

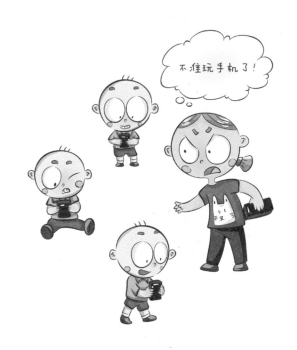

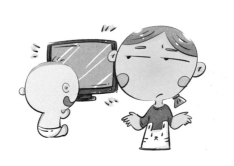

很多爸爸妈妈会问："宝宝多大开始看电视合适？"小南建议，1岁以下的宝宝不要看电视，1~3岁的宝宝能不看就不看，3岁以后的宝宝要有选择性地看适合他们的节目，每次看电视的时间最好不要超过半小时。

想知道宝宝的视觉发育是不是正常呢，需要去做一些检查。有关视觉功能的筛查，包括视力、色盲、屈光异常、眼肌平衡等好几个方面，一旦发现宝双眼视力差异达2行及2行以上、双眼视力均低于正常、屈光不正、眼位异常，或有不良视觉行为，赶紧去找医生吧，这事儿可疏忽不得。

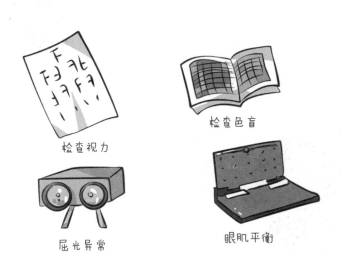

检查视力

检查色盲

屈光异常

眼肌平衡

�叫不良视觉行为？就是如果宝看书、看电视等需要凑近了看，远了会眯眼，有时候还会皱眉、歪头等，这就需要特别注意了。爸爸妈妈别大意，儿童近视越早矫正越好，给宝宝养成良好用眼习惯的同时，应该每年带宝去做一次视力筛查哦！

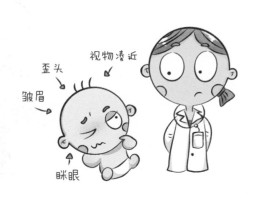

视物凑近

歪头

皱眉

眯眼

听觉发育

其实，宝宝还是胎儿时就已经有听力了，刚出生时因外耳道里有羊水，听觉不灵敏，但是1周后羊水完全排除，听觉就明显改善了。虽然这个时候宝宝的听力还没法跟大人比，但已经很好了，大约4岁时宝宝的听觉发育完善，听力就跟大人一样了。

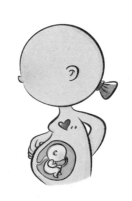

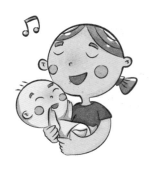

2~4个月的宝宝能区分大人的声音了，宝宝尤其喜欢妈妈的声音，听到妈妈给自己讲故事或唱歌，会高兴得手舞足蹈。还能感受到发声的不同方位，向声源处转头。

5~6个月的小家伙对周围的各种声音都很好奇，听到声音会咿咿呀呀回应，爸爸妈妈可以在宝宝面前自言自语一下，看他会不会来互动。

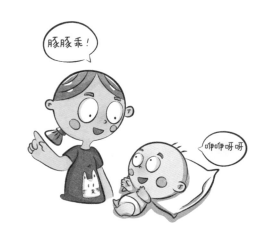

豚豚乖！

咿咿呀呀

7~8 个月的宝宝能区分自己和别人的声音了，并能把声音和相应的内容联系在一起，听懂之后还会模仿大人的动作。而且还能听出大人说话的语气，你是责备还是鼓励都瞒不过他哦！

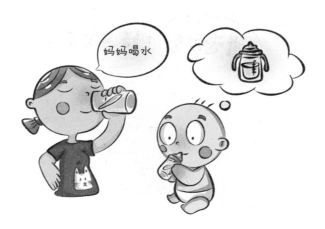

9~12 个月的宝宝，声音定位能力更进一步，能确定声音的具体方向啦，而且还能明白大人话的意思。

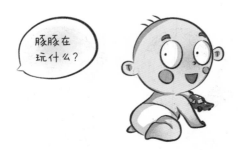

1岁之后呢，宝的语言发展正式开始，它和听觉发育是有一定关联度的。锻炼宝宝的语言能力，需要宝宝在听力上能分辨，同时语言又能加强宝宝的听觉理解能力。

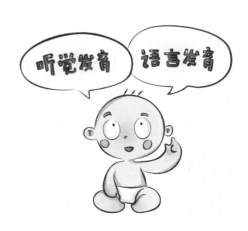

"我家宝宝经常不听我们的指令，怎么回事？"之前小南在医院遇到过这样的爸妈，总觉得宝宝是故意不听话、捣乱，后来发现不对劲，一检查是听力有问题，还好发现早。越早发现，越早治疗，就越不容易影响到语言发育，不然很容易出现"又聋又哑"的情况。

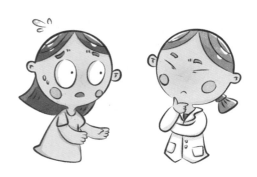

那么，宝宝如果有听力障碍的话，会有哪些表现呢？0~3 个月，宝宝对突然的巨大声响没反应；3~6 个月不会寻找声源；9~12 个月不会跟随大人的指示去做；12~15 个月不会喊"爸爸""妈妈"；15~18 个月理解不了爸爸妈妈讲的话；18~24 个月不能说出两句或两句以上的话；24 个月后，反应迟钝明显，对电话铃声、门铃声无反应等。

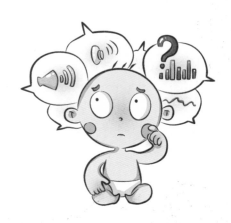

嗅觉发育

嗅觉是怎么产生的呢？当鼻腔上部黏膜中的嗅细胞遇到有气味的气体时，产生神经冲动，传到大脑中的嗅觉中枢，就产生了嗅觉。

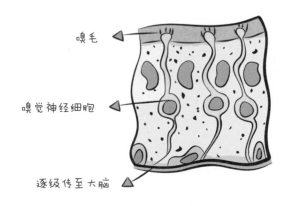

嗅毛

嗅觉神经细胞

逐级传至大脑

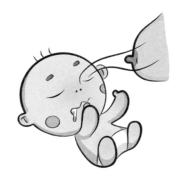

宝刚出生时，嗅觉中枢及神经末梢就已经发育成熟了。这下知道为啥哺乳时，小家伙会积极地找乳头了吧？人家闻到乳汁的香味啦。

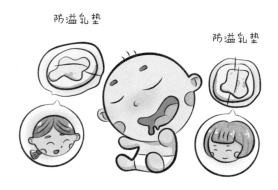

防溢乳垫

防溢乳垫

宝不光能闻到气味，还有嗅觉记忆呢。这可是有研究证明了的，在新生儿的脑袋两边各放一块奶垫，一块沾了妈妈的乳汁，一块沾了别人的乳汁，出生后 6 天的小家伙，就能准确把脑袋转到妈妈用过的乳垫那侧。

等到 3~4 个月时，宝就能区别出愉快和不愉快的气味，要是妈妈吃过大蒜、洋葱这些有挥发性气味的东西，气味会通过母乳转移，宝闻到这些气味后会影响进食的。

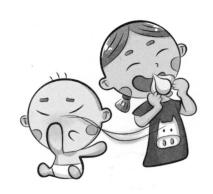

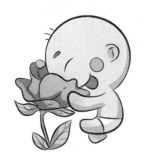

灵敏的嗅觉是个好保镖，能保护宝避免受到有害物质的伤害，也能更好地让小家伙了解周围的人和事物。

人的味觉主要有四种，即甜、酸、苦、咸，味觉的感受器是位于舌面上的味蕾，不同的味蕾负责不同的领域。这些味蕾平时就各自藏在舌头的不同位置，需要干活了才出来。舌尖对甜味敏感，舌中部对咸味敏感，舌两侧对酸味敏感，舌后部则对苦味敏感。

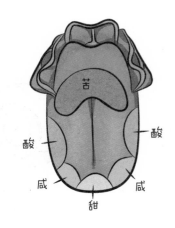

味蕾也是宝出生时就已经发育好了吗？差不多，味蕾在胎儿期7~8 周时就开始发育，等宝呱呱坠地，味觉已经发育得很完善。完善到啥程度？说出来你别不信，出生仅 2 小时的宝就能用反应表示出："咦，甜甜的糖水？好喜欢。""柠檬汁？不高兴。"

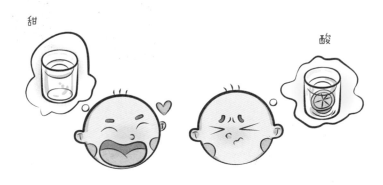

甜

酸

所以，妈妈千万别觉得"卸货"了，总算能放开肚子吃了，妈妈不同的饮食会让母乳有不同的味道。呃，谁让饮食中的味道能转移到母乳中来呢？尤其是 4~5 个月大的宝，能敏锐地觉察出食物味道中的微小改变，是味觉发育的关键期。

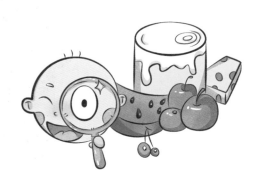

皮肤感觉的发育

　　说完嗅觉、味觉，再来说说宝的皮肤感觉。所谓的皮肤感觉呢，包括痛觉、触觉、温度觉等。皮肤感受器包括皮肤中的游离神经末梢和有被囊的触觉小体、环层小体等，它们接收皮肤的刺激信息传递给大脑。

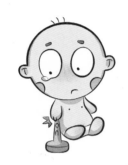

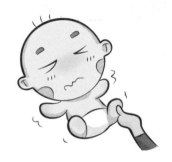

　　宝出生时就有痛觉，但不敏感，尤其是躯干、眼、腋下部位。

　　与痛觉相比，新生儿的触觉很敏感，尤其是眼、口周、手掌、足底等部位，但大腿、前臂、躯干处就比较迟钝了。

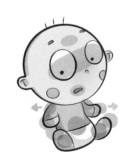

宝对温度比较敏感，而且对冷刺激比热刺激更敏锐。喂配方奶的宝感受比较直接，热了还是凉了一下就知道。随着大脑和各感觉器官的发育，宝的皮肤感觉功能会越来越完善，生后2周会形成第一个条件反射即吸吮动作，2个月左右形成与视、听、味、嗅、触等相关的条件反射，2岁后可逐渐利用第二信号系统形成条件反射。

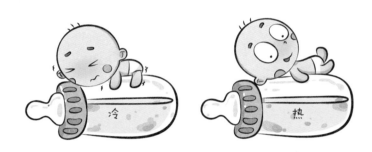

知觉的发育

说完感觉，再来说说知觉，它的发育跟视觉、听觉、皮肤感觉等的发育有密切关系。当宝会走之后，活动范围变大，各种复杂的知觉也就慢慢建立起来，主要有空间知觉和时间知觉。

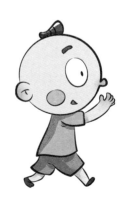

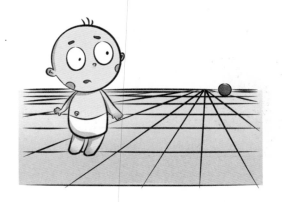

　　啥意思啊？空间知觉呢，就是指人对客体的空间性质和空间关系的认识，譬如形状知觉、大小知觉、深度知觉、距离知觉和空间定向。

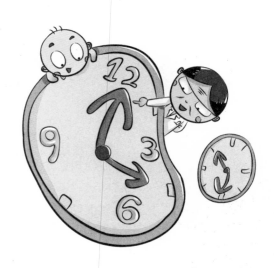

　　时间知觉呢？就是指对事物在时间属性上的知觉，是对客观事物运动的延续性和顺序性的反应。表示时间的词往往具有相对性，这对宝来说，有点难。

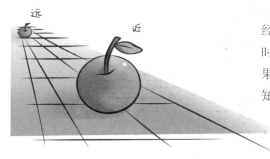

不过2~3岁的宝，已经有了最初的空间知觉和时间知觉。比如把两个苹果放在不同的距离，宝会知道哪个近哪个远。

要是把宝常用的一些东西和玩具放到别的地方去了，看着吧，一开始宝肯定是会到原来的地方去找。这说明啊，宝对物体的空间关系已经有一定了解了。

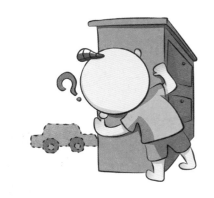

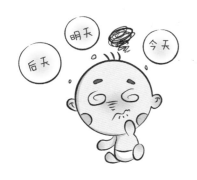

时间知觉方面呢？2~3岁的宝，已经知道"现在""等一会儿""马上""很久"这些词的区别。只是，毕竟这么小的人呢，知道是一回事，准不准确又是一回事。小南家的娃，也会在"今天""明天""后天"中随意穿越，很多时候就要跟他确认一下，这到底是以前的事呢，还是"刚刚"或"昨天"。

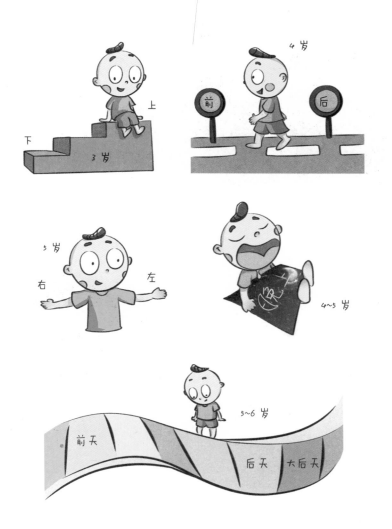

然后呢？然后宝就学会观察了呗。观察其实也是一种知觉，只是更有目的、更有计划，也比较持久，是知觉中的高级形态。

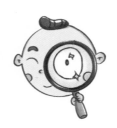

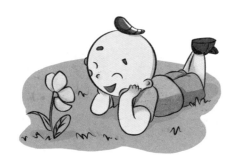

当然了，宝观察力的发展，也是从无目的逐渐转为有目的的，观察时间也逐渐延长。先观察到事物表面的、明显的、大的部分，感觉还不够，嗯，再观察到隐蔽的和细微的部分，这样，逐渐能从整体观察事物内在的联系了。

观察力是宝宝认识世界的很重要的能力，希望爸爸妈妈们从小注意培养宝宝的观察力哦！

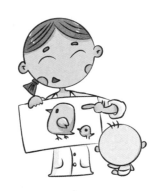

画小南
特别提示

感知觉的发育是基础，如果这些发育不正常，那宝宝的语言发育、运动发育肯定是要受影响的。所以，如果宝宝的语言、运动等行为发育迟缓，要好好找找原因，再对症下手。

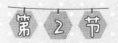

运动的发育

宝宝的运动发育与神经系统的发育密切相关，但是神经系统的发育要从微观角度讲，爸爸妈妈们看不见摸不着，小南讲了也未必记得住。反正神经系统的活动最终也要反映在行为上，我们就干脆直接说运动的发育好了。

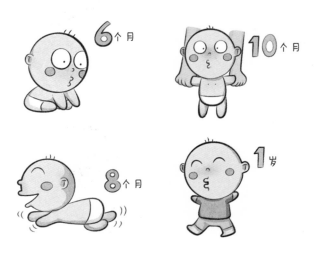

宝宝的运动发育我们要从两个方面来说，一个是大运动，另一个是精细运动。所谓大运动，就是抬头、翻身、坐、爬、走、跑、跳这些，精细运动就是手上的动作。关于大运动的发展，你还记得那个口诀吗？"二抬四翻六会坐，七滚八爬周会走"，对照一下这个口诀就差不多了。

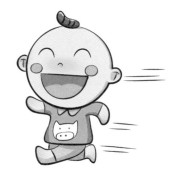

宝宝们之间有差别，有的发育早点，有的晚点，但只要不偏离这个规律太多都是正常的。每一项运动的发育都有它适合的时间表，超前发育并不一定是好现象。一般 15 个月的宝才能独自走得比较稳，18 个月的宝才能跑和倒退走，那些在街上跑得潇洒自如的宝，基本都两岁以上了。

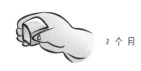

3 个月

手上的精细动作也需要慢慢来。宝宝刚出生的时候两个小拳头握得很紧，2 个月时拳头逐渐松开，3 个月时握持反射消失，这时才能有意识地拿东西。宝宝 3~4 个月时还喜欢在胸前观察和玩自己的两只手。6~7 个月时能将玩具从一只手转移到另一只手。9~10 个月时可以用拇指、食指配合拾取东西。

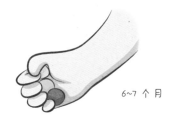

6~7 个月

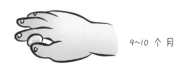

9~10 个月

宝宝 12~15 个月时，爸爸妈妈就可以让他尝试自己用勺子来吃饭啦，吃得满身、满桌子都是饭粒是很正常的，总有一个学习的过程嘛！这个阶段的宝宝还特别爱涂涂画画，虽然也看不懂画的啥，但宝尽兴就好，爸爸妈妈可别急着教画方画圆的。宝 18 个月时，能叠 2~3 块方积木，2 岁能叠 6~7 块方积木，还能握住杯子喝水、一页一页地翻书，勺子也用得比较好了。3 岁能叠 9~10 块方积木，会用筷子吃饭，在爸爸妈妈的帮助下能穿简单的衣服。

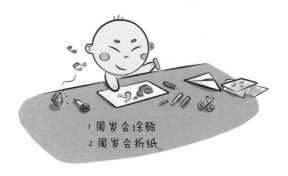

宝宝一天一天长大，会的本领也越来越多，在外人看来，几天不见宝宝就长大了，但天天在身边的爸爸妈妈就免不了心急。再心急咱们也得遵循宝宝的成长规律，切不可拔苗助长。

有些爸爸妈妈会特别在乎自己宝宝什么时候会走这件事，觉得宝宝越早会走越聪明。但会走的前提是宝宝已经能站得比较好了，这些大运动的发育是循序渐进、环环相扣的，前面小南也说了宝宝站、走的大致月龄，如果让宝宝过早站立、走路的话，宝宝的下肢力量可能还不够。这种情况下，宝宝不是脚尖着地就是双腿弯曲着，时间久了会影响到下肢发育，还会伤害宝宝的膝关节和踝关节。

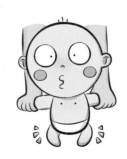

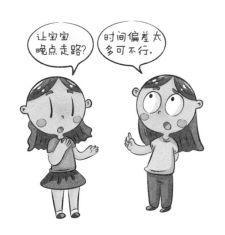

"那就让宝宝晚点走路吧"，时间偏差不多问题不大，偏差太多了可不行，太晚就成了发育迟缓。

所以呢，爸爸妈妈们还是应该记住前面讲的规律，别心急也别拖后腿，让宝宝按照自己的节奏来，你们就在旁边默默支持鼓励就好。

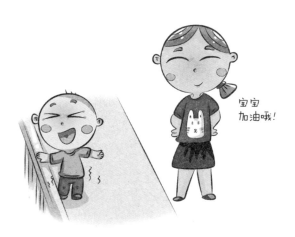

除了不要太早让宝宝学走路，别的一些运动学早了也不好。在宝宝的肌肉、韧带没发育好，还没能力保护骨骼之前，让宝宝过早学下面这些运动，会对宝宝的生长发育产生不利影响。

像跳舞，一般来说，4~5岁才可以开始，过早练习可能会对宝宝的肌肉造成损伤，甚至还会发生意外伤害。

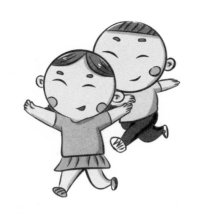

像跆拳道，5岁以上可以学一些基本动作，正式学嘛还是等宝宝满7岁吧，这种对抗性的运动太需要平衡能力和腿部肌肉力量了，小宝宝根本没法玩。

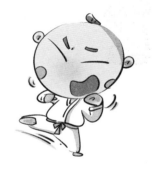

骑自行车呢，也建议等宝宝满3岁了再说，不然很容易伤害到宝宝的髋关节、膝关节，如果儿童自行车的设计再有点啥不合理的，对宝宝的骨骼发育就影响更大了。

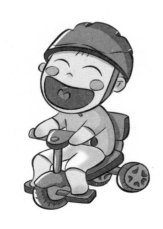

还有爸妈热衷的游泳，当然不是前面说的婴儿游泳馆戴着脖圈的那种，而是游泳池里正儿八经的游泳，也还是等宝宝4岁以后再考虑吧。为啥？得等等宝宝的神经、肌肉和骨骼发育吧？不然游泳没学好，伤害到身体就得不偿失了。

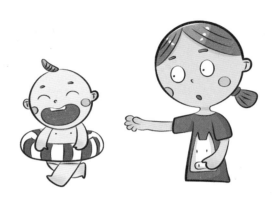

鱼小南
特别提示

宝宝的运动发育跟神经系统的发育是密切相关的，因为神经系统的发育情况都表现在宝宝的运动、语言、思维等的发展上，所以小南就不单拿出来说了。如果宝宝的运动发育出现异常，除了考虑肌肉、骨骼的问题还要考虑到神经系统有无异常。

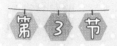

语言的发育

语言是人类独有的一种高级神经活动，需要听觉器官、发音器官和大脑的协作才能完成，这三者中任何一个发育异常都会影响宝宝的语言发育。而且，宝宝们要通过跟周围人的交流来学习，你们这些老师也很重要呢！

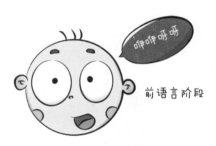

前语言阶段

语言的发展分为两个阶段，以宝宝 1 岁左右能说出爸爸妈妈听懂的词为界，之前是语言准备期，之后是语言发展期。在能够真正开始说话之前，宝宝要做很多准备呢，他要先能够理解别人的话，还要发出声来。

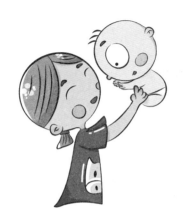

一开始呢，宝只能通过哭声来跟我们交流，而且这哭声都一个调，也听不出什么来。出生一个月后，这个哭声开始不一样了，妈妈们能够从宝的哭声里听出宝是饿了还是不舒服了。再往后，宝就能发出一些无意义的音来，有时候听着像是某个词，爸爸妈妈激动地以为宝会说话了呢，其实都是误打误撞哈。

2~4 个月的宝，能模仿成人发单音节的元音，渐渐地加上辅音。5个月左右，宝能发出一些元音和辅音的组合，如 ba，ma 等，听起来像是会叫"爸、妈"了，当然不是真会。但爸爸妈妈如果做出很激动、很开心的样子，宝是会得到鼓励的，以后会更加积极地练习发音。

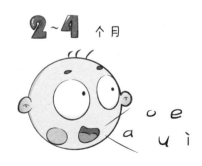

除了练习发音，我们宝也悄悄学着辨别语调、节奏，5~9 个月的宝已经能分出疑问句和肯定句。

8~9 个月时，宝开始出现姿势性语言。啥意思？听懂大人的一些话后，宝会用相应的反应告诉你"我知道你们在说啥哦"。而且还学会了用手势来表达，比如挥手再见、拍手欢迎等。

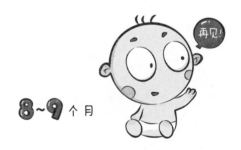

9~12个月的宝喜欢模仿成人的语音，虽然这个时候宝的发音还不准确、不清楚，但宝会根据周围人的语音来不断纠正自己。这个时候，爸爸妈妈要当好榜样，还要多多鼓励宝宝哦！

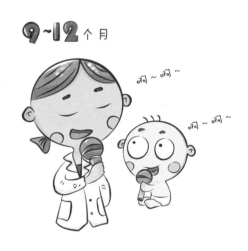

1岁以后宝就进入了幼儿阶段，语言也开始快速发展。先是一个词一个词地蹦，蹦着蹦着就说出了两三个词组成的句子。两岁之后基本说的就是完整的句子了，到3岁时，宝就能简单叙述发生过的事情啦。

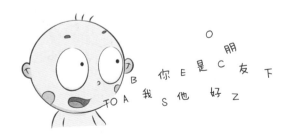

会话的能力是先理解后表达，所以宝宝理解的词汇比他能表达出来的要多得多。1 岁以后宝的词汇量迅速增加，1 岁半时能掌握词数 100 个，2 岁时 300~400 个，3 岁时 1000~1100 个，4 岁时 1600 个，5 岁时 2200 个，6 岁时 2500~3000 个。

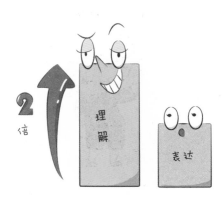

词汇类型的增加是不成比例的，名词、动词是宝先掌握的词汇，而且 35 个月龄以下的宝所掌握的词汇是以名词为主。再往后宝掌握的形容词、代词、连词也越来越多，说的句子也从简单的"电报句"逐步发展成为结构严谨的句子。

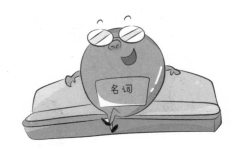

3岁后宝进入学龄前期，宝的表达能力更强了，什么"如果……就……""因为……所以……"都会从宝嘴里冒出来了。在幼儿园里跟老师和小朋友们的沟通基本上没有问题了，爸爸妈妈可以放宽心。

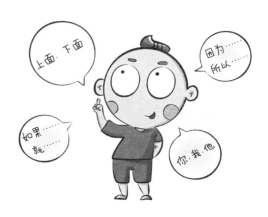

这个阶段的宝，不仅能将自己的意图熟练、清晰地表达出来，还能讲故事、描述发生过的事情，也会跟爸爸妈妈讲述自己的梦和幻想中的事情。但是呢，宝毕竟还小，经常说着说着有点儿镇不住场，有时会出现说话不流利，或者重复说第一个词的情况。爸爸妈妈别紧张，这都是很正常的情况，不是"口吃"哈。

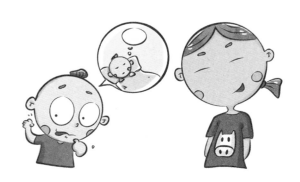

而且宝对语言的理解能力更强了，能懂得期待将要发生的事，能遵循3个以上连续的指令，能回答一些简单的问题，比如"谁""什么""哪里"等。3~5岁的宝还能理解较长的句子，爸爸妈妈拿出一样东西，给宝解释它的功能和用途，小家伙也能大致听懂。

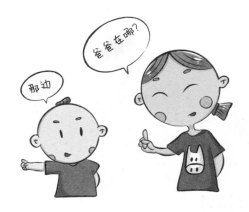

语言能力的发展极大地推动了宝交际能力的发展，你会发现，幼儿园里那些受欢迎的小朋友，多半是口齿伶俐的娃。反过来说，小朋友们之间的交往也会促进宝的语言发展，他们之间会互相模仿说话的语气、爱用的词语，还会在交流中不断地纠正和提高自己！所以，爸爸妈妈要重视幼儿园的集体活动哦！

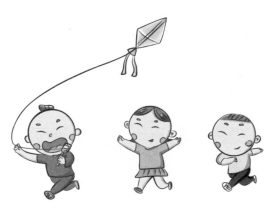

前面小南也说过，语言能力的获得需要语言环境的刺激，家人跟宝宝的交流是很重要的。爸爸妈妈别觉得宝听不懂、又不会说，就不跟他说，你跟他说得越多，他才学得越快啊！比如，爸爸妈妈经常在拿一样东西或做一个动作的时候说出相应的词，宝宝的大脑里就会慢慢建立起这个东西或者动作与相应的词之间的联系。

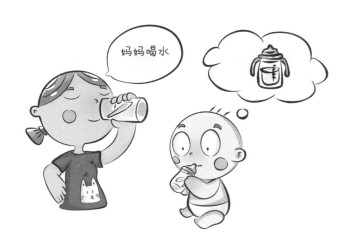

妈妈喝水

爸爸妈妈们肯定是希望宝宝能早点说话是不是，老是猜来猜去太累了。但是呢，宝的语言发育也是需要一个学习和积累的过程，急不得呢。爸爸妈妈们记得多鼓励宝宝，多跟宝宝交流哦！

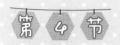

记忆的发展

　　小南经常听到的爸爸妈妈教训宝的一句话就是"你能不能长点记性？"这里说的就是记忆，是指人们在过去生活实践中经历过的事物在大脑中遗留的印迹。得让那些印迹保持，有机会再现出来，否则，没有了记忆，怎么积累经验和增长知识呢？

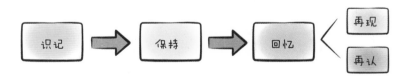

　　记忆是一个复杂的心理过程，包括识记（事物在大脑中暂时联系的形成）、保持（事物在大脑中留下痕迹）以及回忆（联系的痕迹在大脑中的恢复），回忆又可以分为再现和再认。

要不要这么专业？爸爸妈妈表示听不懂啊！好吧，举个例子。再现呢，就是你 1 个月前见过小南，但现在小南不在身边，你依然能想起小南的样子；再认呢，就是你 1 个月前见过小南，现在又见到了小南，你一下就认出我来了。这样是不是好理解了？

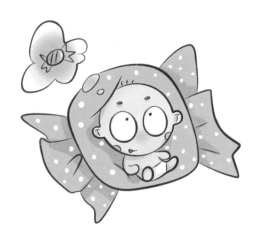

宝啥时候开始有记忆呢？新生儿期就有了呢，条件反射的出现就标志着记忆的开始。宝出生后第 2 周出现的哺乳姿势的条件反射，就是他最早的记忆。

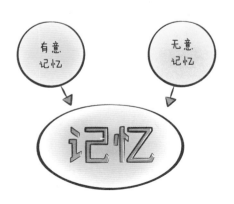

3~4 个月开始，小家伙有了对人与物的认知。

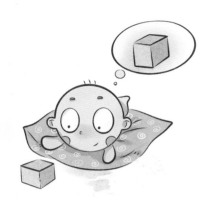

5~6 个月的宝能再认妈妈啦，不过重现"妈妈"还要再等等。

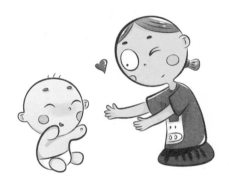

6~12 个月的宝，记忆保持的时间明显延长了，而且出现了"认生"。很多人会把"认生"当作一个缺点，觉得这个孩子不让别人抱、不亲人。实际上，"认生"的出现是一个好事，说明宝的记忆能力增强了，他已经可以区分熟悉的人和陌生人。

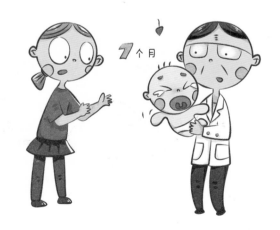

7 个月

1 岁时，宝能再认几天或十几天前的事物了哦。随着年龄增长，宝的再认能力越来越强，3 岁时能再认几个月前的，4 岁时能再认 1 年前的，4 岁以后能再认更久以前的事啦。

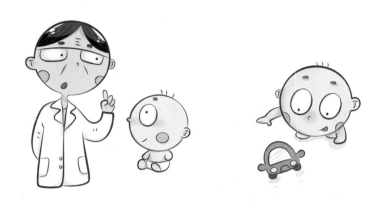

再现比再认起步晚，1 岁后才出现了重现，最初也仅限几天以内的事物，3 岁时可以保持几个星期，4 岁时可保持几个月，4 岁后可保持更长的时间。所以，大多数人对自己童年生活的回忆，只能追溯到 4~5 岁。

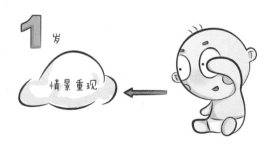

根据记忆是否有目的性，又分为无意记忆和有意记忆。小南可以这么解释，宝 3 岁前的记忆主要是无意记忆，3 岁左右在外部环境的要求下，开始出现有意记忆的萌芽。比如按照大人要求背诗、背儿歌等。

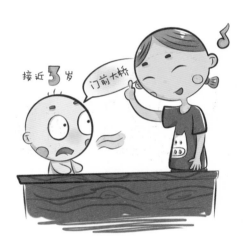

爸爸妈妈之所以希望宝"长长记性"，也是跟儿童的记忆特点有关，记得快、忘得快，记忆的精确性差。

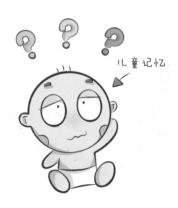

而且宝记东西很大程度上依赖于事物外部的特点，如颜色鲜艳、内容新奇，以及宝对它有没有兴趣。宝的记忆是不精确的片段式记忆，记不住主要的、本质的内容，无关紧要的内容反而记得牢。所以，小家伙们常常会弄错事实的真相。

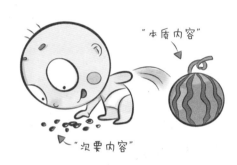

记忆的暗示性也大，要是爸爸妈妈以肯定的形式提出问题时，宝很容易受到影响，容易服从成人的论断。这意味着，这个阶段的宝宝还比较好忽悠哈，但等宝长大了，生活内容增加了，经验丰富了，要求记忆的内容愈来愈多，无意识的记忆、机械记忆就会逐渐被有意识的记忆、理解记忆、逻辑记忆所代替。嗯，再想说服宝得多花些心思了。

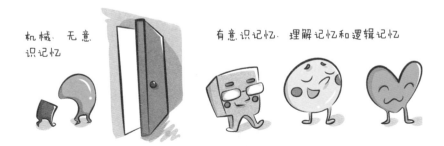

宝的记忆能力需要一个逐渐增长的过程，这倒不是让爸爸妈妈干等宝长大的节奏。毕竟，宝的记忆力还是可以培养的。首先要明确有意记忆的目的性，培养宝有意记忆的能力。

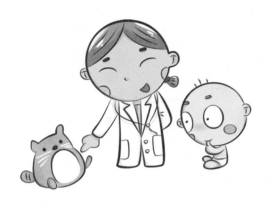

　　要让宝在积极的思维过程中识记材料，丰富知识经验，培养他们有意识记的能力。

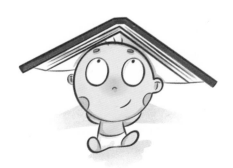

采用多种方法帮助宝进行识记，让宝容易记、记得牢。

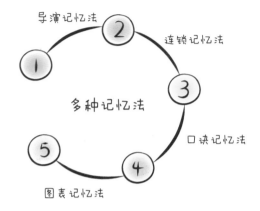

游戏和活动是记忆的好帮手，因为良好的情绪能够提高宝记忆的积极性，游戏要比单纯的记忆让宝更开心。

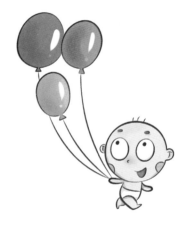

记忆呢，也是智力的一个部分，所以如果想要宝宝智商高，提高记忆力是其中的一个方面。后面在智力开发的章节，小南会具体跟大家分享一些提高记忆力的方法哦！

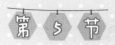

思维的发展

　　下面要说的思维也是智力的一部分，而且是核心部分。思维是客观事物在人脑中概括的、间接的反映，是借助语言实现的，是人的高级认知活动。既然是高级活动，肯定也是得来不易，宝宝1岁之后才开始产生思维。

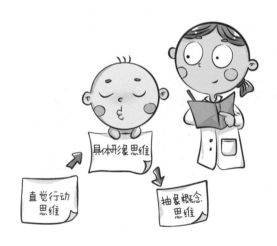

　　思维活动需要理解、记忆、综合分析能力，是在宝宝与周围现实世界相互交往的活动中逐渐发展起来的。思维的发展需要经过直觉行动思维、具体形象思维及抽象概念思维三个阶段。

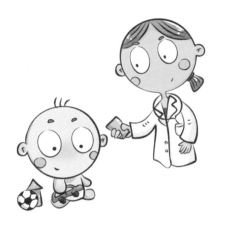

思维和语言是联系在一起的，所以宝在婴儿期的思维就是被语言发展拖了后腿。1岁前宝处于语言准备期，也叫前语言阶段，所以这个时期的思维也被称为前语言的"思维"。这个时期宝对事物之间联系的认知是通过手抓握和摆弄物体来实现的。

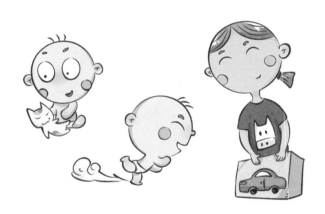

1岁之后到了幼儿期，这个阶段的思维就是直觉行动思维。啥意思？这种思维和宝自身的行动有关，思维活动是在行动中进行的，没有了行动也就没了思维活动，思维和行动是分不开的。这时宝还没法离开物体和行动去主动地计划和思考，这样的思维当然就不具有计划性和预见性。

学龄前期的思维就是具体形象思维，这种思维主要依赖事物的具体形象或表象以及它们的彼此联系来进行，并不依靠对事物内部或本质的理解，也就不能凭借概念、判断和推理来进行。

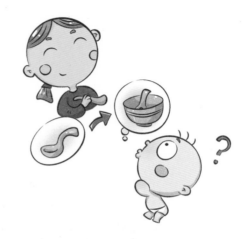

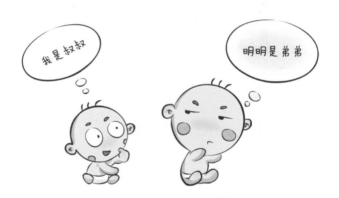

这个时期即使对事物有所概括，也是根据外部特征而不是内在联系得出的。为了好理解，小南举个例子。家族中的辈分真心不是看年龄的，尤其现在二胎时代，叔叔比侄子小也是很常见的。这个时候，身为侄子的宝，看到比自己还小的叔叔，内心是抗拒的。因为在他的头脑中，比自己小的男孩应该是弟弟，叔叔应该是比自己大很多的。

学龄前期的后阶段，宝逐渐出现抽象概念思维。抽象概念思维是运用概念，通过判断、推理的思维形式，来达到对事物本质特征和联系的认识过程。随着宝的语言发展，他能够更好地接触外界、接受教育了，通过学习和多种形式的活动，宝就学会了通过分析、综合、比较、抽象、概括来掌握各种概念。这样，思维就具有了一定的目的性、方向性、灵活性、批判性。在这个基础上，宝就会逐步发展独立思考的能力。

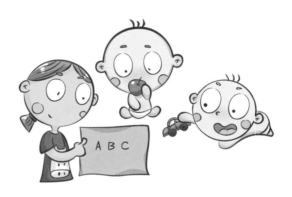

　　要想培养宝的思维能力就要加强对宝的教育、学习和训练。虽然思维的发展需要经过直觉行动思维、具体形象思维和抽象逻辑思维的过程。但是，教育、学习、训练可以加速这个过程。

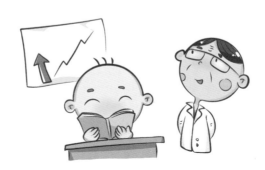

培养宝的思维能力应采取启发式，结合宝目前的知识水平，引导小家伙自己去思考问题、提出问题和发现问题。可以通过游戏活动或直观体验来调动宝思维的积极性，发展他分析问题和解决问题的能力。还要引导宝从不同的角度去思考问题，培养宝思维的灵活性和发散性。

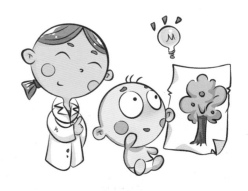

　　上面这些话听起来好像挺难的，其实操作起来很简单。比如说，给宝两个一模一样的盒子，一个里面放上铃铛，一个是空的，让宝分别去晃动，一个会发出声音，另一个就不会。宝宝就会想"为什么一个响而另一个不响呢？"当他打开盒盖，看到里面的铃铛，就会明白，原来响声来自铃铛。

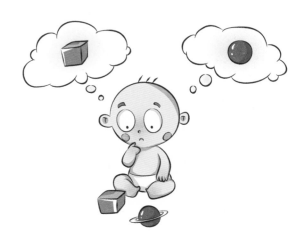

再比如，你陪宝搭积木的时候，宝每次都搭一样的，觉得没意思，这时候你就可以启发宝"我们可不可以搭一下你的幼儿园呢？"宝就会去想"我的幼儿园是什么样子的，有几层楼，操场上有什么玩具等"。那幼儿园里的人物和一些小玩具可能没办法用积木来展现，怎么办呢？宝就要开动脑筋了，他可能会找自己其他玩具里的小零件过来，也可能会用彩泥来捏成人物，总之，爸爸妈妈只需要给一点小小的提示或建议，让宝自己去想办法解决问题。

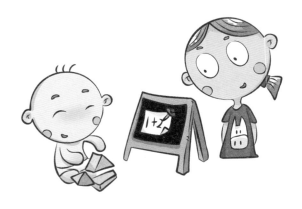

现在"思维"是个热词，大家都比较重视宝宝思维能力的培养了，相关的培训机构也很多。其实，日常生活中的很多活动都会锻炼宝宝的思维能力，倒没有必要非去专门机构训练。小南这里就提醒一句：思维的发展与语言能力密切相关，培养宝思维能力的同时别忘了语言这一关！

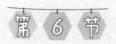

想象的发展

想象是创新的源泉，想象力对个人和人类整体的发展都有非常重要的作用。培养和保护人类的想象力必须从娃娃抓起，从小给宝插上想象的翅膀。

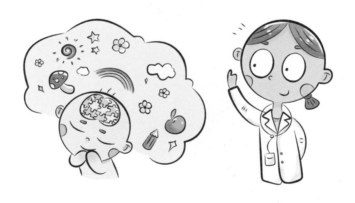

想象，是人脑对原有表象进行加工改造而建立新形象的心理过程，也可以说是在客观事物的影响下，通过语言的调节，在头脑中创造出过去未曾遇到过的事物的形象，或者将来才能成为现实的形象的思维活动。

以想象产生时有无目的或意图，想象可分为无意想象和有意想象；从想象的新颖性、独立性和创造性出发呢，想象还能分为再造想象和创造想象。

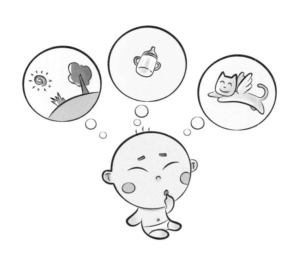

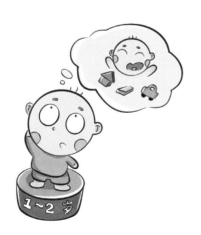

新生儿没有想象，宝1~2岁时开始出现想象的萌芽，但生活经验还是太少，语言也没有充分发展，想象的内容很贫乏。这个阶段的想象属于再造想象，主要反映在各种游戏活动中，往往是重复生活中的经验，创造性的内容很少。

3岁后，随着经验和语言的发展，宝想象的内容较以前增多，可以玩一些想象性的游戏了，比如把一种东西想象成另一种东西。但总的来说，这个时期的想象还是内容贫乏、简单、缺乏明确的目的，多是片段的、零散的，很容易和现实混淆不说，还容易脱离现实。

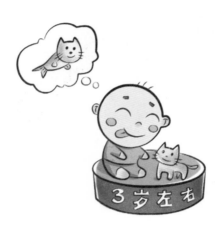

所以，学龄前的宝，还是以无意想象和再造想象为主，有意想象和创造想象还在逐步发展的路上。无意想象的特点是，想象有特殊的夸大性，想象的主体多变，而且想象与现实分不开，因此宝常被大人认为是在说谎。爸爸妈妈现在知道了吧，宝不是在说谎，是在想象，千万别为此批评宝宝呀！

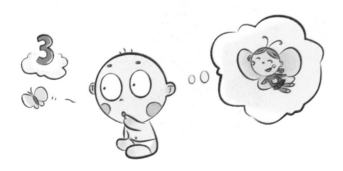

学龄期的宝，生活经验和知识都增长了，许多在想象中才能获得满足的东西已经成为现实，这时候宝逐渐不再喜欢"过家家"这类游戏，而是喜欢上那些竞争性游戏。

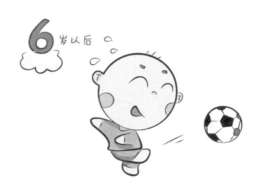

　　那怎么样才能促进宝的想象力发展呢？前面小南说过，想象是人脑对原有表象进行加工改造而建立新形象的心理过程，并不是凭空想，所以首先要积累一定的知识和经验才能想象。因此，爸爸妈妈们可以通过实物、图片、体验和观察，来丰富宝的想象。

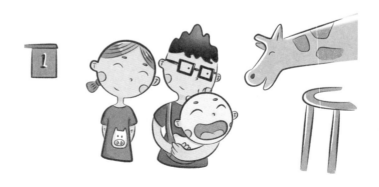

可以通过游戏和活动来培养想象的基本技能，比如写作、绘画、手工、朗诵、唱歌等。

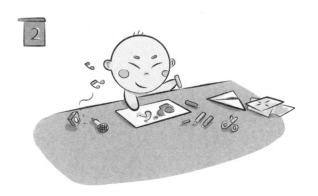

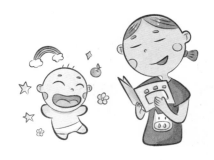

爸爸妈妈们可以在讲故事或带宝宝画画的时候提出问题，来培养宝的有意想象能力。

还可以通过听音乐、玩乐器、跳舞等丰富宝的想象力。

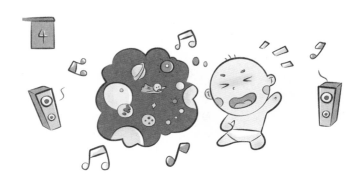

爸爸妈妈可以多陪宝宝玩角色扮演游戏。这个游戏不仅可以锻炼宝宝的想象力，还能提高宝宝的语言能力和社交能力。而且，你还会在这个游戏中发现一些宝宝的小秘密。比如，你不明白宝宝为什么不喜欢干某件事，你直接问原因总是得不到答案，但是某次角色扮演游戏中，宝宝扮演的角色也表示不喜欢那件事，而且还说出了原因。嗯，如果宝上幼儿园了，你想了解她在幼儿园中的情况，也可以玩这个游戏试试。

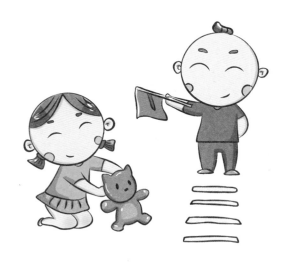

有不少爸爸妈妈不喜欢陪宝宝玩角色扮演的游戏，觉得太幼稚了，演不下去，其实这是一个鼓励孩子想象的好机会。爸爸妈妈们应该给宝一个轻松的氛围，鼓励宝大胆想象，而不要用"瞎说""瞎想"这些词打击宝想象的积极性。

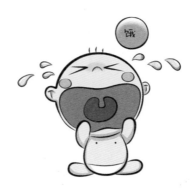

第 7 节

情绪、情感的发展

情感是在情绪的基础上产生的，二者都是人对客观事物所持的态度体验，所以小南就把这两个心理活动一起讲。虽然一起讲，二者之间还是有明显的区别的，爸爸妈妈别弄混了哦！

先说情绪，情绪是指与机体需要（如食物、睡眠、空气等）是否获得满足相联系的最简单的体验。是一种原始的简单情感，持续时间短暂，外部表现特别显著，很容易观察。宝是高兴还是不开心，一眼就能看出来，是不是？

情感则是人对现实的对象和现象是否适合人的需要和社会要求而产生的体验。跟情绪比，情感就高级和复杂多了，通常是跟社会需要联系在一起的。而且情感持续时间较长，外部表现不明显。

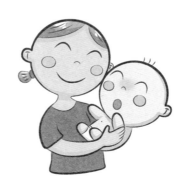

宝宝一出生就有情绪反应，情绪好不好，得看小家伙的需求情况和健康情况。比如，宝要是吃饱、睡足，自然是愉快的积极情绪，反之，若是饿了、困了、身体不舒服了，必然哭闹啊。

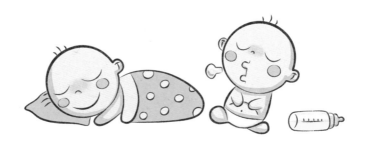

要想轻松带娃，就得好好了解宝，小宝宝们还不能很好地控制自己的情绪，我们不能按照大人的思路来想宝。下面小南就给大家介绍一下小宝宝的情绪特点，看了这些，也许你就能少生点气了。

3 岁以下宝宝的情绪特点

短暂性：产生情绪的时间较短。

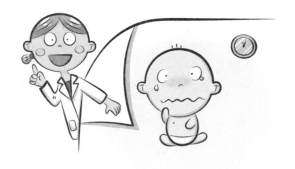

强烈性：很小的刺激就能引起小家伙强烈的反应。

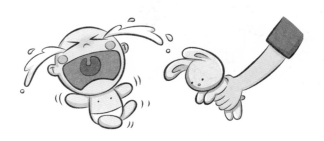

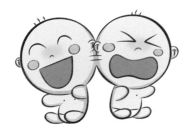

易变性：那课文里怎么说的来，"六月的天，孩子的脸，说变就变"。

真实性和外显性：小家伙不会掩饰情绪，有什么全写脸上了。

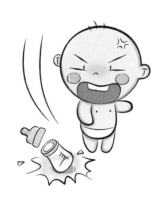

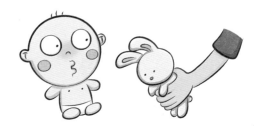

反应不一致：明明是同一刺激，可宝有时反应强烈，有时候一点儿反应也没有。

容易冲动：遇到激动的事，别指望劝宝，他在短期内根本不能平静。

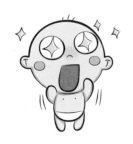

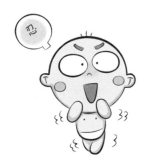

面对动不动就哭的宝，爸爸妈妈们很着急吧，没关系，随着宝慢慢长大，情绪会逐渐趋向稳定，也就是说，小家伙有意识控制自己情绪的能力逐渐增强了。而且，宝与社会的接触越来越多，社会性情感也悄悄发展了，小家伙也就产生了道德感、美感及理智感。

对小宝宝来说，良好的情绪表现为依恋、高兴、喜悦、愉快。其中，依恋情绪对宝宝日后的成长有重要的影响。依恋是人与生活中特定的人的强烈情绪关系，和这些人交往会感到愉快和兴奋，紧张的时候待在依恋的人身边就能得到安慰。

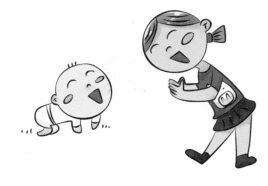

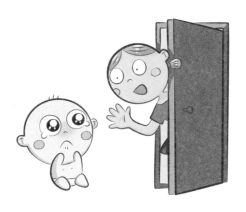

　　宝出生半年后，会对熟悉的人表现出依恋，尤其是妈妈，千万不要觉得麻烦，这是一种积极的、充满深情的感情联结。特别是从6~7个月开始，宝会特别在意妈妈（或其他依恋对象）在不在，在就开心，不在就很忧虑。

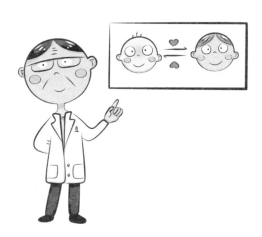

　　依恋的发展是双向过程，宝宝和妈妈会互相依恋。等宝慢慢长大了，生活能力强了，依恋的现象也就慢慢淡了。别小瞧依恋，安全的依恋有助于培养宝对自己、对父母、对同伴的信任感和积极的探索能力，能够为宝今后社会能力的发展和个性的发展奠定良好的基础。

当然，宝也有不良情绪，像恐惧、焦虑、愤怒、嫉妒等。3岁和11岁，是形成恐惧的两个高峰年龄。3岁的宝，会对物体、动物、黑暗等产生恐惧。11岁的宝，会因担忧、焦虑而产生恐惧。

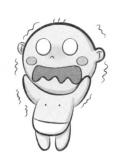

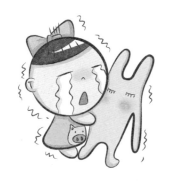

一般来说，女宝比男宝更容易出现恐惧。

当宝的安全感、别人对自己的爱、自尊心等不能得到满足时，还会出现焦虑的情绪；有时候，羞耻、内疚也会让宝感到焦虑，爸爸妈妈们要找对原因，及时去除引起宝焦虑的那些因素。

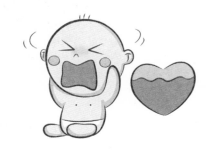

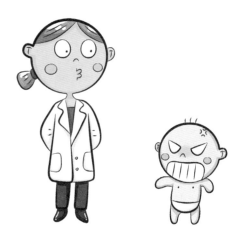

　　说起来，最常见的还是愤怒，在宝慢慢长大的过程中，恐惧在逐渐减少，愤怒却是在逐渐增加。到了一定时期你就会发现，宝的脾气怎么说来就来啊。当你对他的要求没有回应时，他会通过愤怒来表达自己的愿望，以此来引起你的注意。

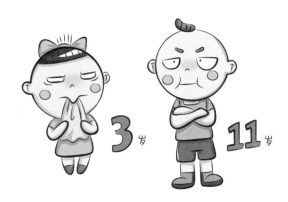

　　嫉妒嘛，可以说是愤怒的一种结果，或者说是对不满的一种态度。嫉妒也有两个高峰年龄，3岁时以女宝居多，11岁时以男宝为多，不过想来你们也猜得到，女宝比男宝更易产生嫉妒。

那为了宝的情绪、情感发展良好，我们能做点啥呢？在生活上关心宝，给宝提供营养丰富的食品，保证小家伙睡眠充足、生活规律，这是最基本的。

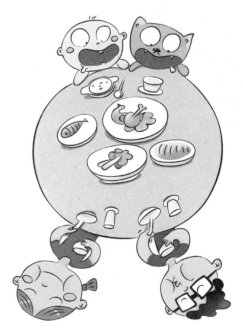

除了满足宝最基本的生活需求外，爸爸妈妈还要多跟宝交流，多陪宝做游戏、玩玩具，让宝感觉到自己是被爱、被重视的。

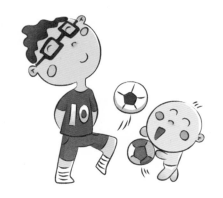

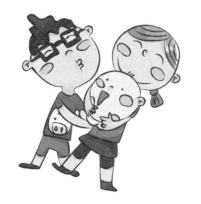

愉快的家庭生活也很重要，融洽的家庭氛围能够让宝感到放松、情绪稳定，反之则会引起宝的焦虑和紧张。

平时多带宝去跟同龄的孩子玩，有机会的话也可以带宝参加一些交际活动，增加宝与社会的接触，慢慢建立起社会性情感。

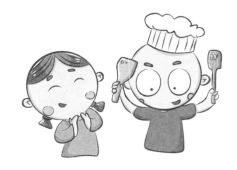

上面小南有提到，女宝比男宝更容易出现恐惧、嫉妒这些不良情绪，希望爸爸妈妈们给女宝多一些呵护与鼓励。男宝、女宝从小就会表现出不同，所以不同性别的宝宝就不要相互比较啦！

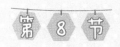

性格的发展

都说"性格决定命运"，爸爸妈妈们自然希望自己的宝宝有个好性格啊！虽说性格的形成受遗传因素的影响，但后天生活环境所起的作用还是很大的，好性格还是可以培养的，大家要抓住机会啊！

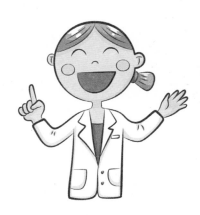

性格是个性的核心部分，指的是对己、对人、对事物的比较稳定的态度。一个人的性格形成后，就有相对的稳定性，但也有一定的可塑性。显然，宝越小，性格的可塑性越强。

著名心理学家埃里克森将性格的发展划分为五个阶段，了解了这五个阶段的性格发展特点，咱们就知道该怎么做了。

1. 信任 — 不信任感（婴儿期）

婴儿期是形成信任感的时期，小家伙的生理需要得到及时满足了，他就会产生信任感，反之，就会产生不信任感。所以，爸爸妈妈们应该及时满足宝宝想要吃奶或抱抱的需求，而不是让他一直哭。如果宝宝对他人或这个世界产生了不信任感或不安全感，将来可能会出现情绪问题。

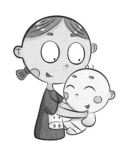 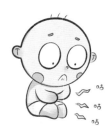

2. 自主感 — 羞愧及怀疑（幼儿期）

幼儿期的宝，有一定的自理能力了，可以自己吃饭、上大小便，也能听懂一些成人的语言，宝感觉到了自己的力量，也觉得自己有影响环境的能力了。这个时期应该注意培养宝的独立能力，多多鼓励宝。如果这个时期爸爸妈妈对宝的行为限制过多、批评过多，会让宝产生羞耻感，或者怀疑自己无能。

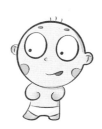
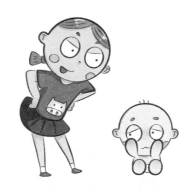

🎀 3. 主动感 — 内疚感（学龄前期）

　　这个阶段的重点是发展宝的主动性及让宝获得性别角色。当没有爸爸妈妈在旁边督促时，宝也能按照平时爸爸妈妈的要求去做事，这就产生了行为的主动性。如果爸爸妈妈发现了这个苗头，一定要及时鼓励。可千万别嘲笑宝的活动，不然，小家伙会对自己的活动产生内疚感。另外，这个时期如果宝不能建立合适的性别角色，也会产生内疚感。

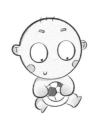

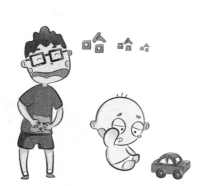

4. 勤奋感 — 自卑感（学龄期）

宝上学了，小家伙在意啥？学习和社交能力呗，要是宝通过勤奋学习取得了成绩，还得到了表扬，就会更加勤奋学习。反之，如果宝学习上遭遇失败、受到了爸爸妈妈的批评，就容易形成自卑感。

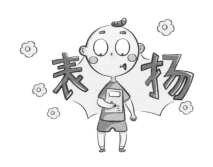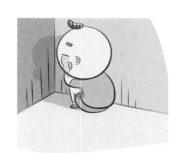

5. 身份感 — 身份混淆（青春期）

这个时期的重点是发展身份感。当一个人对自己的体格、智能、情绪等品质感到满意，有明确的目标，并且预知这些品质能得到亲人的认可时，他就建立起了身份感。青春期的孩子，体格在变化，认知能力在发展，社会要求也在改变，这时如果感情问题、伙伴关系、职业选择、道德价值等问题处理不当，就容易出现身份混淆。所以，这个时期的孩子仍然很需要父母的帮助，只是父母应该注意到孩子这个时期的特点，教育要讲究方式方法。

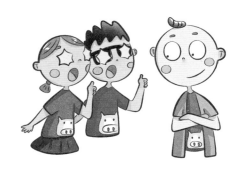

下面小南又要来"划重点"了，婴幼儿期，宝的性格尚未定型，是爸爸妈妈帮助宝宝形成良好性格的好时机。我们要发扬宝积极的性格特征，消除宝消极的性格特征。

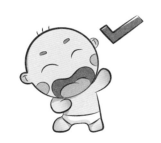

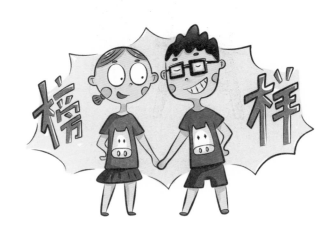

爸爸妈妈的养育态度，对宝的性格形成有重要影响，所以你们要做好榜样。如果爸爸妈妈比较民主，那宝宝一般会比较大胆、独立、善于与人交往；如果爸爸妈妈过于严厉、经常打骂孩子，那宝宝多半比较倔强、冷酷、不自信；如果爸爸妈妈过于溺爱孩子，那宝宝容易任性、骄傲、不独立；如果爸爸妈妈过于保护孩子，那宝宝往往被动、沉默、缺乏社交能力；如果爸爸妈妈经常意见分歧，那宝宝容易说谎、两面讨好、警惕性高。

爸爸妈妈们除了给宝创造良好的生活环境、当好榜样之外，还应该从小给宝灌输良好的道德观念，让宝学会尊老爱幼、诚实守信、勤俭节约、乐于助人等。毕竟道德是我们在社会中默认的行为准则，有德是宝在社会中立足必备的。

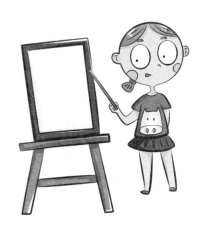

这几年有一个很热门的词叫"原生家庭"，我们就是孩子的"原生家庭"。在努力给孩子营造一个民主、和谐、幸福的原生家庭时，我们也会成长为更好的自己。

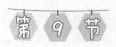

宝宝的社会性发展

　　没有人能离得开社会，小不点儿的宝，也要慢慢学会融入社会，这个过程啊，一般称为儿童的社会性发展，也叫儿童的社会化。它是儿童心理发展的一个重要方面，也是每个宝成为负责任的、有独立行为能力的社会成员的必经途径。

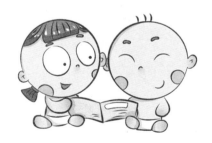

　　在社会化的过程中，宝会逐渐丰富自己的社会经验，个性也会慢慢形成。爸爸妈妈都希望自己家的宝能成才，那就要好好关注宝的社会性发展呢，因为那些有理想、有责任感、有积极生活态度，且社会适应能力强的宝，都是社会性发展良好的宝。

小南接下来说的这两种关系啊，对宝的社会性发展非常重要。一个就是亲子关系啦，所谓亲子关系，是指宝与主要抚养人（主要是爸爸妈妈）之间的交往关系。小南不用多说，大家也都知道，这是宝早期生活中最主要的社会关系，对宝的心理发展具有重要的影响。

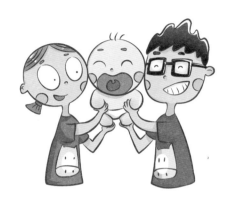

早期的亲子交往嘛，负责为宝提供丰富的刺激。刺激？嗯，这些刺激主要包括母乳喂养方式、目光对视、拥抱和亲子游戏等，为宝认识周围世界、发展认知能力提供有利条件。

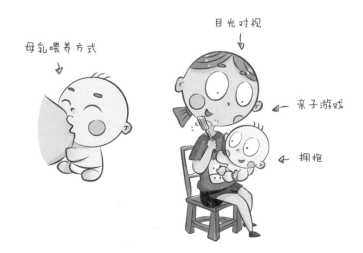

母乳喂养方式

目光对视

亲子游戏

拥抱

研究表明，缺乏早期亲子交往经验的宝，在智力和语言能力上都要比富有亲子交往经验的同龄宝宝差。而且，早期亲子关系对宝情绪、情感的健康发展也有重要的作用，小南知道大家工作都很忙，但还是想呼吁爸爸妈妈尽可能多多陪伴宝，毕竟过去的时间是再也找不回来的。

智力和语言能力

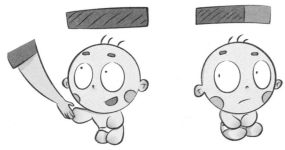

　　早期亲子关系建立良好的宝，后面爸爸妈妈带起来会省心很多。因为这样的宝宝，安静、踏实、有安全感，能更好地接受和完成任务。这样看的话，也是早点陪伴比较划得来。

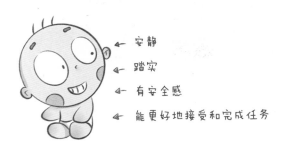

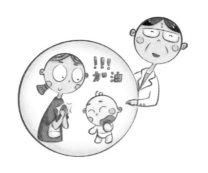

爸爸妈妈对宝表现出的关爱、支持和鼓励，有助于宝积极、愉快情绪情感的发展，也有利于宝形成对他人的同情感、善良、体贴和关心，同时对宝自信心和自尊心的形成也有积极的影响。毕竟，宝要先被爱才能学会爱人啊！

早期亲子关系的发展对宝的社会性发展是有直接影响的。因为爸爸妈妈在跟宝交往的同时就是在向宝传授社会性知识、道德准则和交往技能，同时也为宝提供了体验和练习社交技能的机会。

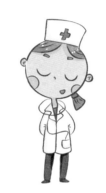

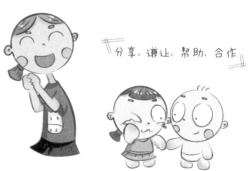

分享，谦让，帮助，合作

在爸爸妈妈的指导下，宝会逐渐形成许多社会性行为，比如分享、谦让、帮助、合作等。早期亲子交往的经验，对宝与他人关系包括同伴关系的发展也有很大的影响，甚至还会影响到宝成年以后的人际交往态度和行为。

小南要说的另一个重要的关系就是同伴关系。所谓同伴关系，是宝与同龄人之间的交往，是宝实现社会化的一个重要手段。毕竟宝和成人的关系往往是不平等的，主要是照顾者、教育者和被照顾者、被教育者之间的关系，哪有同伴关系来得自由、平等？而自由、平等这一特殊性质，会让宝体验到一种全新的人际关系，社会交往能力也就相应发展啦。

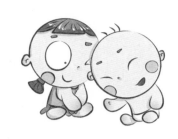

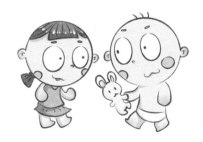

一般来说，宝1岁左右就有了同伴关系，抱宝出去溜达，小家伙看到另一个宝，自然而然就会有简单的交往，比如相互注意、"对话"、交换玩具、简单模仿等。

2岁左右的宝就有相互合作了哦，也就能开始一些社会性的游戏，会出现主动加入、轮流替换、模仿和互补行为，每天迫不及待要跟小伙伴玩耍，和妈妈一起玩的时间明显少了。

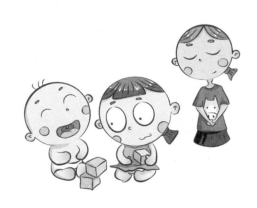

"我们可以一起玩吗？"简单的一句邀约就可以让两个陌生小伙伴玩到一起，宝一旦学会了新的社交技能就会不断练习，而且还能根据小伙伴的反应不断调整。在这个过程中，宝的社交能力不断提升，适应性也越来越好。

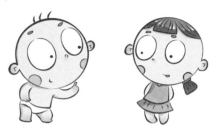

　　宝宝心心念念的人从妈妈变成了某个小朋友，妈妈心里有没有一点儿酸酸的呢？这只是一个开始，等宝上了幼儿园，随着宝认知能力的提高、活动范围的扩大，小家伙与同伴交往的时间越来越多，同伴交往在宝生活中所占的地位也越来越重要。

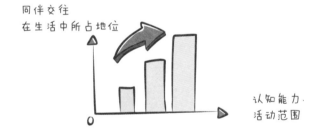

　　因为同伴关系是建立在双方平等的基础上，所以比亲子关系更能发展宝宝的社交能力。当然，小宝宝们在一起玩容易相互传染感冒，还免不了磕磕碰碰，但咱不能因噎废食啊，还是要让宝宝们在一起玩的哈！

第4章

宝宝的智力发育

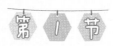

宝宝各阶段的智力发育标准

智力是指人认识、理解客观事物并运用知识、经验等解决问题的能力，它是一个综合概念，包括了观察力、注意力、记忆力、思维力、想象力等。具体每一项的发展过程小南在上一章已经讲过，这一节就按照年龄说说各阶段的智力发育标准。

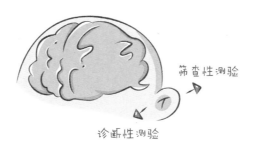

筛查性测验

诊断性测验

智力发育是否正常是通过测验来评定的，临床上的测验主要有筛查性测验和诊断性测验两大类。筛查性测验相对比较简单、快速、经济，能在较短的时间内筛查出宝宝有没有发育或智力方面的问题。目前我国普遍采用丹佛发育筛查测验，结果异常的宝宝需要进一步做诊断性测验。

大多数情况下，是爸爸妈妈发现问题才带宝宝去测试的，所以爸爸妈妈还是应该知道这些测验都是考量宝宝哪些方面的发育情况，在平常的生活中注意观察，这样才能及时发现异常。

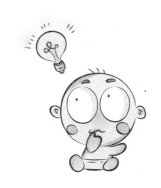

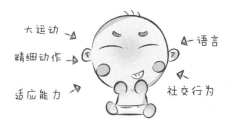

衡量宝宝的智力发育情况，我们主要看大运动、精细动作、适应能力、语言和社交行为这5个领域的发展情况。毕竟咱们这么小的宝也做不了题，还是要通过一些实实在在的表现才好判断。

先说大运动发展，自然是大运动发展得越好，说明宝宝的智力发育越好呗，反之就会成为智力低下的早期指标。那宝宝要达到怎样的标准呢？简单说，3个月时能抬头90°，4~5个月会翻身，6~7个月会坐，8~9个月会爬，12个月左右会走，24个月左右会跑步，30个月左右会跳跃，就算大运动发展正常。

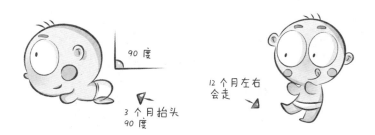

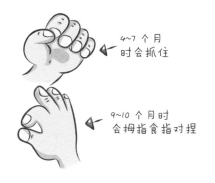

4~7 个月
时会抓住

9~10 个月时
会拇指食指对捏

精细动作是这样，2~3 个月有抓握动作，4~7 个月能抓住物体，6~7 个月会把弄玩具，7~8 个月会倒手，9~10 个月能拇指食指对捏，18~24 个月会翻书、握笔，24 个月左右会穿扣，就算发育正常。

那适应能力呢？这个就是一个综合指标啦，包括视觉、听觉、语言及手部动作等，能预示将来的智力发展情况。宝宝 1 个月时眼睛能跟踪物体，4 个月时能找到声源，6 个月时会找玩具，8 个月时会自己摇铃，10 个月时能找到盒子里的东西，12 个月时会盖瓶盖，27 个月时能识大小，30 个月时认识基本的颜色，33 个月时有里、外的概念，这样就算发育正常。

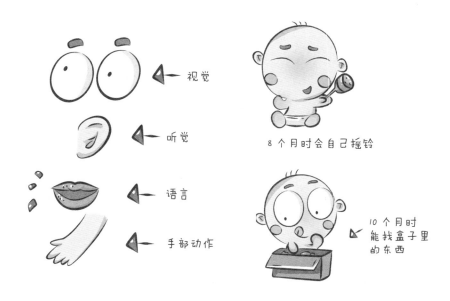

视觉

听觉

语言

手部动作

8 个月时会自己摇铃

10 个月时能找盒子里的东西

语言能力就更直观了，标准是宝宝 1 个月时喉咙里能发出轻微声音，4 个月时会咿咿呀呀，7 个月时会无意识喊爸妈、听到自己名字时有反应，10~12 个月时会说欢迎、再见及有意识喊爸妈，18 个月时会说单字，24 个月时会唱两句儿歌，36 个月时会说连贯的长句子。

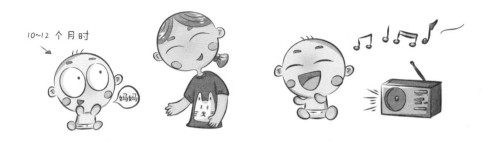

10~12 个月时

妈妈

社交行为呢，3 个月时会对人笑，4 个月时认识爸妈及其他照顾者，7 个月时会对镜子里的自己好奇，10 个月时会去看提到的人，12 个月时会配合妈妈穿衣服，18 个月时白天能控制大小便，24~27 个月时能自己脱掉单衣、单裤，36 个月时会扣纽扣，这样就算正常。

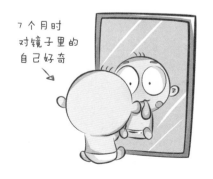

7 个月时
对镜子里的
自己好奇

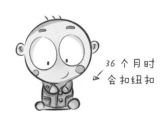

36 个月时
会扣纽扣

当然，这里只是一个大概的对照，爸爸妈妈们不用严格按照上述的时间来，宝宝的发育存在个体差异，不可能整齐划一，只要偏差得不是很多，都属正常。

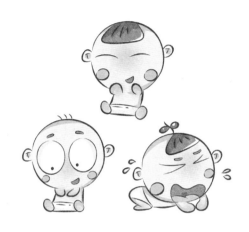

鱼小南
特别提示

抱着宝出去遛一圈儿你就会发现，宝宝们之间的发育差距还是挺大的，尤其是男宝和女宝之间。咱们不跟那些发育早的比，也别盲目自信，对照这个标准仔细观察，要是落后很明显就及早去医院查一查。

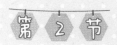

影响宝宝智力发育的因素

　　爸爸妈妈们谁不想自己的宝智力超群啊，自然是要想尽办法来促进宝宝的智力发育。但是，在下手之前咱们先了解一下影响宝宝智力发育的因素，这样才能有的放矢啊！

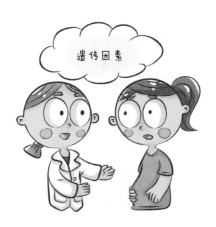

遗传因素

　　这第一个要说的就是遗传因素，谁生的宝像谁呗。爸爸妈妈的生育年龄、受教育程度等也会对宝宝的智力有影响，不过这些都是宝宝生来就决定了的，没啥好说的。要说有什么用处的话，将来生气的时候想想这是自己生的，或许能消消气。

下面的这些爸爸妈妈们就能帮上忙啦，比如饮食。均衡的营养是宝宝智力发育的物质基础，营养跟不上宝宝怎么能聪明啊。对于小婴儿来说，母乳是最好的食品，母乳中含有最适合宝宝生长发育的各种营养素，而且母乳喂养过程中形成的母婴依恋关系对宝的早期智力开发也有重要意义。所以，在智力发育方面，母乳喂养的宝要比人工喂养的宝有优势。

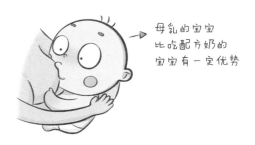

母乳的宝宝
比吃配方奶的
宝宝有一定优势

　　宝宝6个月后开始添加辅食了，这时候的饮食就一定要注意营养均衡，各种微量元素和维生素都不能缺了。当然，也不能无节制地喂，喂成小胖墩也是会影响宝宝的智力发育的。

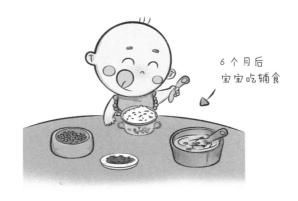

6个月后
宝宝吃辅食

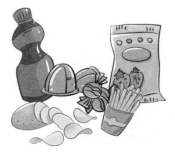

宝再大一点之后就会接触到各种零食了，像油炸食品、碳酸饮料、含反式脂肪的各种甜食，尽量不要让宝宝吃，这些垃圾食品不但对宝的智力发育没好处，吃多了还会拖后腿，能别让宝见到最好。

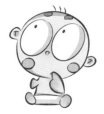

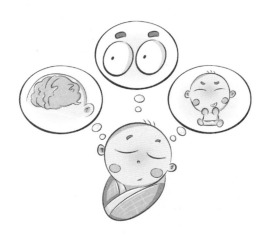

说到这里就不得不提一下DHA（二十二碳六烯酸）了，这种重要的不饱和脂肪酸又称"脑黄金"，对宝宝的智力和视力发育起着非常重要的作用。不少妈妈都会给宝宝额外补充DHA。但好东西也不能补太多，爸爸妈妈们一定要严格按照推荐剂量来，补过量了是对宝宝的健康有害的。

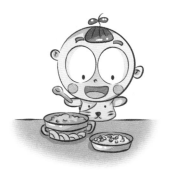

一般来说，婴幼儿期的宝宝每天摄入 DHA 100 毫克即可。需要注意的是，这个100毫克是总量，母乳、配方奶及食物中都含有 DHA，如果宝宝能够从日常饮食中获得足够的 DHA，就不需要额外补充。

因为 DHA 对胎儿的神经系统发育很重要，所以很多妈妈在孕期是有补充 DHA 的。如果这部分妈妈在哺乳期也有继续补充 DHA，那么这些妈妈乳汁中的 DHA 含量已经可以满足宝宝的需要，这部分宝宝是不需要再额外补充的。

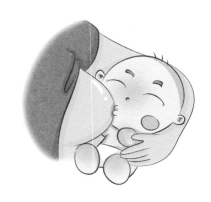

还有那些吃配方奶的宝，如果配方奶中已经添加了足量的 DHA，这些宝宝也是不需要再额外补 DHA 的。爸爸妈妈可以看一下奶粉桶上的营养成分表，看看有没有 DHA，有的话含量是多少，再根据宝宝每天的奶量计算一下，就知道需不需要再额外补充了。

含 DHA 的配方奶粉

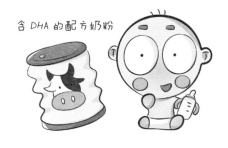

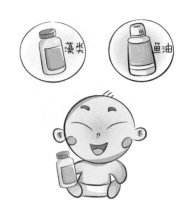

目前来说，市面上常见的 DHA 补充剂主要有两类，一类是藻类 DHA 制剂，另一类是鱼油 DHA 制剂。藻类 DHA 制剂容易吸收、重金属含量少，相对更适合宝宝。

藻类的 DHA 制剂更适合宝宝

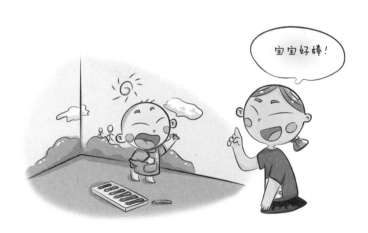

有了智力发育所必需的营养，宝宝们还需要不断学习新的知识和技能，才能让自己越来越聪明。所以说，宝宝的早期教育也是影响智力发育的一个因素。这倒不是让爸爸妈妈们从小就给宝传授文化知识，而是根据宝宝每个阶段的发育特点提供相应的外部刺激。比如，陪宝宝玩玩具、跟宝宝说话等。

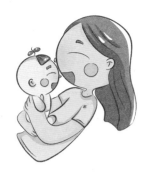

另外，良好的家庭氛围也很重要。如果宝宝在一个温馨有爱的家庭中长大，情绪会比较稳定，注意力也比较集中，会表现得更自信、更有主见，智力自然会发育得更好。

对了，差点忘了药物，服用某些药物会干扰宝的智力发育，有些药物使用不当也会影响宝的智力。所以，爸爸妈妈给宝宝吃药要谨慎，一定要记着咨询医生并遵医嘱服用。

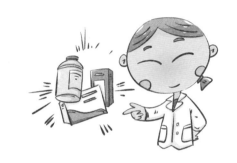

画小南
特别提示

很多爸爸妈妈会觉得，到了学龄期之后让宝宝学知识才是提高宝宝智力的关键，实际上婴幼儿期才是宝宝智力发展的关键期。宝的运动能力、语言能力、社交能力，这些都与宝将来的智力水平密切相关哦！

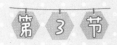
促进宝宝智力发育的活动

　　这一节就比较实用了，小南搜罗了一些能够促进宝宝智力发育的家庭活动给大家，希望爸爸妈妈们在陪宝玩的同时轻松收获良好的亲子关系和宝的高智商，大家要好好玩哦！

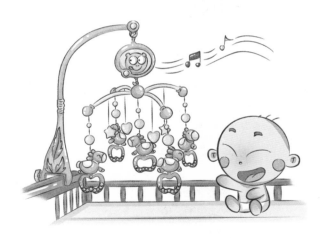

　　小南就按照宝宝的年龄从小到大说起吧，宝宝出生后的前3个月，可以在宝宝的小床旁边挂点小玩具或小铃铛，宝宝白天清醒时玩一玩，锻炼一下宝宝的视觉、听觉和手眼协调能力。

宝四五个月大时，可以多跟他玩躲猫猫的游戏。妈妈可以用一张纸或者一块布来反复让自己"消失"和"出现"，也可以把玩具藏在盒子里再拿出来。玩的次数多了，宝宝就会意识到"妈妈走了还会再出现，玩具消失了也可以再出现"。这个游戏不仅有益于宝宝的智力发展，还能给宝宝一个心理准备。因为，很多妈妈会在宝宝5个月左右重新开始工作，就不得不在工作的时候与宝宝分开。如果宝宝知道妈妈走了还是会回来的，那妈妈不在的时候宝宝就不会特别焦虑。

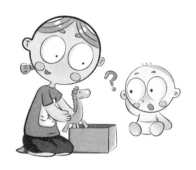

宝宝八九个月的时候，拇指和食指已经可以协作了，这个时候撕纸游戏比较适合宝。爸爸妈妈可以多找一些安全的不同材质、不同颜色的纸来，让宝宝撕个痛快。撕完之后，这些碎纸条也别浪费，爸爸妈妈可以用胶水把他们粘在纸上，做出太阳、花朵或者人物的形状，既锻炼了宝宝的精细动作，又可以培养宝宝的想象力。

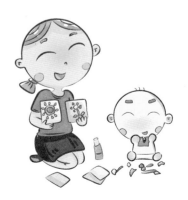

再大一点呢，就可以选一些宝宝感兴趣的动物、水果或者数字的贴纸，找一面墙贴起来，可以让宝宝认识动物、数数，或者看看哪个玩具对应了图片上的什么动物。

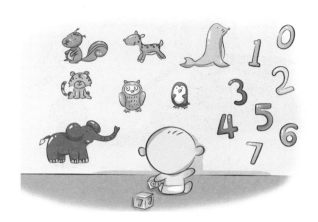

　　1岁左右的时候，宝宝会特别爱涂涂画画，爸爸妈妈就给点纸笔或者干脆弄面指定的绘画墙，让宝宝充分发挥自己的想象力和创造力吧，涂涂画画的同时还能锻炼手眼协调能力。

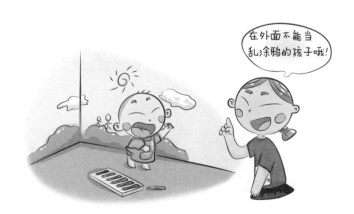

宝宝会走之后就可以玩数台阶的游戏了，就在自己家的楼道里，爸爸妈妈确保宝宝安全的前提下，让他自己上上下下数台阶，既能让宝宝学数数，又能锻炼宝的大运动能力。

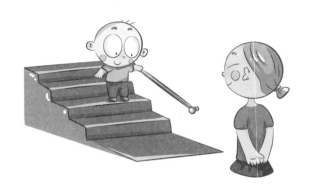

小小的人儿也有自己的审美，宝一旦会说话了就能告诉你想穿什么衣服。既然拧不过这个小人儿，不如顺势跟他讨论一下衣服的颜色、当下的季节、全身的衣服搭配。这样既能锻炼宝宝的语言表达能力、排列组合能力，还能加深宝对色彩的认知，一举多得呢！

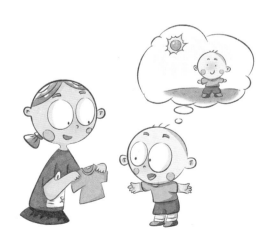

再大一点啊，就可以跟宝宝一起做手工啦。用彩泥做各种小动物、折纸、剪窗花都行啊，就看爸爸妈妈们擅长哪个啦。要是都不擅长呢，嗯，看看家里有没有一位心灵手巧的奶奶或姥姥啊，请来给咱们当老师呗，爸爸妈妈和宝宝一起学！做手工不仅能促进宝宝手指精细运动的发育，还能锻炼宝宝的想象力，这个机会不要错过哦！

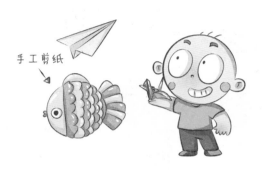

手工剪纸

上面这些都是在家里可以完成的，下面小南再介绍几个户外的项目。新爸最拿手的一招就是教豚豚吹泡泡，安全起见可以自制泡泡水。据小南观察，几乎没有宝宝可以抵御泡泡的吸引力，如果你带宝在外面吹泡泡，很快就会聚集一大批追随者。宝宝沉浸在追逐泡泡的欢乐中，不经意间就锻炼了运动能力和手眼协调能力，而且泡泡还自带社交功能，但要注意别让宝把泡泡弄到眼睛和嘴巴里。

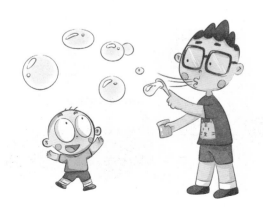

花草树木，鸟兽鱼虫，大自然是最好的课堂。没事带宝去认认树叶，各个季节都有不同颜色、不同形状、不同大小的树叶，给宝宝讲讲这些不同的叶子，既能锻炼宝宝的记忆力，还能拓宽宝的知识面，多好。同样的，认认花、认认小昆虫都是这个道理，就地取材，有啥认啥呗！

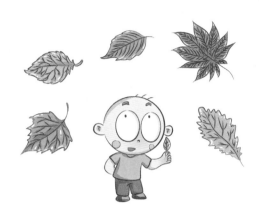

在路边或者餐厅靠窗的位置，让宝宝数数路上经过的小汽车，能锻炼宝宝的数数能力和空间感知能力。这不是一个需要刻意玩的游戏，路边等车的空隙或饭后小憩的时刻顺便就玩了。还有一些爸爸喜欢在停车场带宝认车标，嗯，也是个锻炼宝宝记忆力的办法。

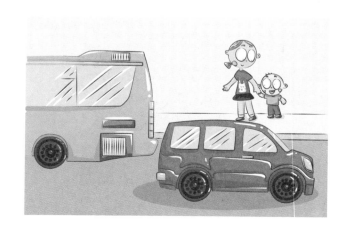

阳光明媚的好天气，带宝宝去户外放风筝是个不错的主意。选一个宝宝喜欢的风筝，让宝看着风筝飞来飞去，能锻炼宝宝视力的跟踪能力。而且，这种轻松有爱的好氛围最能缓解宝宝的精神压力，让宝宝的情绪更稳定。

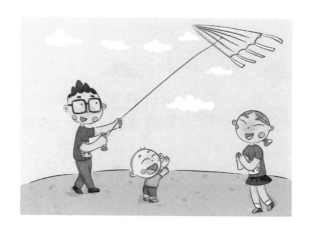

逛商场也是个好游戏，只不过别去人流太密集的商场，容易招惹各种感冒病毒，还有安全隐患。在商场里可以教宝宝认识各种物品，能增加宝宝的词汇量，提升宝的记忆力，还能知道一些社会规则，比如吃饭要排队、不能乱跑乱爬、公众场合不能大声喧哗等。

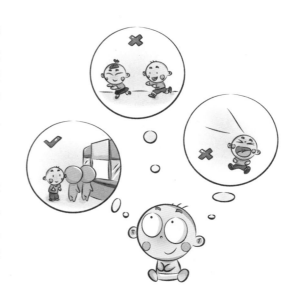

还有一个爸爸妈妈和宝宝们都喜欢的地方，就是儿童游乐园，宝宝们玩得开心，爸爸妈妈们也省心。但要注意给宝选择适合他年龄的项目，保证安全。游乐园里的各种项目既有锻炼宝宝运动能力的，也有锻炼宝宝手眼协调能力的，还有锻炼社交能力的，只要适合宝，都可以去玩一玩。

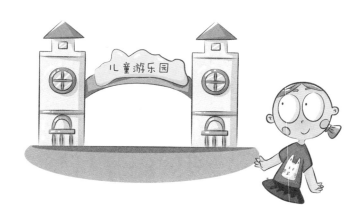

鱼小南
特别提示

　　好的活动还有很多，爸爸妈妈们可以结合自家的具体情况安排。不知道你有没有发现，所有活动的核心都是一样的，就是陪伴，希望爸爸妈妈们尽可能多多陪伴宝宝，给宝打下一个坚实的发育基础。最后祝每个宝宝都能健康快乐！